Arpit Sikri

Eixo da dobradiça: o mistério revelado

Arpit Sikri

Eixo da dobradiça: o mistério revelado

ScienciaScripts

Imprint

Any brand names and product names mentioned in this book are subject to trademark, brand or patent protection and are trademarks or registered trademarks of their respective holders. The use of brand names, product names, common names, trade names, product descriptions etc. even without a particular marking in this work is in no way to be construed to mean that such names may be regarded as unrestricted in respect of trademark and brand protection legislation and could thus be used by anyone.

Cover image: www.ingimage.com

This book is a translation from the original published under ISBN 978-620-2-00996-6.

Publisher:
Sciencia Scripts
is a trademark of
Dodo Books Indian Ocean Ltd. and OmniScriptum S.R.L publishing group

120 High Road, East Finchley, London, N2 9ED, United Kingdom
Str. Armeneasca 28/1, office 1, Chisinau MD-2012, Republic of Moldova, Europe
Printed at: see last page
ISBN: 978-620-7-95643-2

DEDICADO

TO

A MINHA FAMÍLIA

ÍNDICE DE CONTEÚDOS

RECONHECIMENTO

Curvo-me perante o Todo-Poderoso, com reverência, humildade e gratidão pelas inúmeras e graciosas bênçãos que me foram concedidas e que me deram a inspiração e o entusiasmo para percorrer o caminho da vida.

Considero ser o meu maior privilégio e honra dever a minha imensa gratidão e respeito ao meu estimado e venerado professor e guia, **Dr. Akshey Sharma,** Professor e Diretor do Departamento de Prostodontia Oro-Maxilo-Facial, Coroa e Ponte e Implantologia Oral, Dasmesh Institute of Research and Dental Sciences, Faridkot, pela sua orientação inestimável e encorajamento inabalável ao longo deste estudo. A sua sabedoria, conhecimento e compromisso com os mais elevados padrões inspiraram-me e motivaram-me ao longo do meu curso de pós-graduação.

É com orgulho que tenho o privilégio de reconhecer, com um profundo sentido de gratidão e devoção, o grande interesse pessoal e a inestimável orientação que me foi prestada pelo meu estimado e venerado co-orientador, **Dr. Pradeep Bansal,** Professor, Departamento de Prótese Oro-Maxilo-Facial, Coroa e Ponte e Implantologia Oral, Dasmesh Institute of Research and Dental Sciences, Faridkot, pela sua imensa ajuda e orientação durante o estudo. Sem a sua visão notável e orientação meticulosa no planeamento, trabalho e avaliação crítica do trabalho, este meu esforço não teria sido frutífero.

Um agradecimento muito especial ao **Dr. Poonam Bali,** Leitor, Departamento de Prostodontia Oro-Maxilo-Facial, Coroa e Ponte e Implantologia Oral, Dasmesh Institute of Research and Dental Sciences, Faridkot, pela sua orientação inestimável, apoio e encorajamento constantes, disponibilidade para prestar uma ajuda generosa, atenção meticulosa aos detalhes e participação ativa nesta dissertação.

Estou imensamente grato ao **Dr. Rajnish Bansal,** leitor do Departamento de Prostodontia Oro-Maxilo-Facial, Coroa e Ponte e Implantologia Oral, Dasmesh Institute of Research and Dental Sciences, Faridkot, pela sua orientação inestimável e pela sua atitude sempre útil e encorajadora.

Estou imensamente grato ao **Dr. Gagandeep Chahal**, Professor Sénior, Departamento de Prostodontia Oro-Maxilo-Facial, Coroa e Ponte e Implantologia Oral, Dasmesh Institute of Research and Dental Sciences, Faridkot, pela sua orientação inestimável, pela sua atitude sempre útil e encorajadora.

Expresso a minha sincera gratidão à **Dr.ª Rajnanda Khuller**, Professora Sénior, Departamento de Prótese Oro-Maxilo-Facial, Coroa e Ponte e Implantologia Oral, Dasmesh Institute of Research and Dental Sciences, Faridkot, pelo seu constante feedback positivo, apreciação e ajuda persistente.

É com imenso prazer que tenho a oportunidade de expressar a minha sincera gratidão ao meu respeitado Diretor **Dr. S.P.S Sodhi,** Dasmesh Institute of Research and Dental Sciences, Faridkot, pela permissão e orientação durante a realização deste projeto.

As palavras da literatura não são suficientes para agradecer aos meus venerados pais, **Dr. Vimal K Sikri e Dr. Poonam Sikri,** pelo seu amor e carinho eternos. As suas bênçãos iluminaram sempre o meu caminho durante todas as etapas da minha vida. Quero agradecer ao meu irmão mais velho, **Dr. Ankit Sikri**, e à bhabhi, Dra. **Annupriya Sikri,** o amor, o encorajamento, a alegria e a gentileza que me deram e que tornaram o meu trabalho muito mais leve.

É com grande prazer que agradeço aos meus colegas **Dr. Aditi Ghai, Dr. Vikram, Dr. Rahul, Dr. Jitender e Dr. Amul** o seu apoio constante e a sua disponibilidade permanente para levar a cabo este projeto com êxito.

Por último, mas não menos importante, estou também grato aos meus amigos mais jovens, **Dr. Manpreet, Dr. Asmita e Dr. Shabnam,** pela sua ajuda na realização bem sucedida desta dissertação.

Este estudo exigiu um esforço conjunto de muitas mentes para a sua conclusão bem sucedida. Assim, aproveito esta oportunidade para agradecer as contribuições de todos aqueles cujos nomes me escaparam, mas que ajudaram a tornar esta dissertação viável.

Obrigado a todos

Dr. Arpit Sikri

1. INTRODUÇÃO

O estabelecimento de relações maxilo-mandibulares em indivíduos parcial ou completamente desdentados tem atraído a atenção dos protésicos desde que a profissão começou a compreender e a interpretar as várias posições dinâmicas e estáticas dos côndilos na fossa glenoide.

Sabe-se que ocorrem dois tipos de movimentos na ATM: um movimento em forma de dobradiça entre o côndilo e o disco articular e um movimento de translação entre o disco articular e o teto da fossa glenoide.

Há mais de cem anos que os anatomistas descrevem o movimento em forma de dobradiça da ATM. No entanto, a sua aplicação em medicina dentária teve de esperar até à década de 1920. A aplicação bem sucedida do eixo da dobradiça em medicina dentária foi a maior contribuição individual da sociedade gnatológica. Foi a pedra angular de todas as realizações futuras e continua a ser a base da articulação.

Antes da década de 1920, Snow Gysi e outros estavam conscientes da existência e importância de um eixo de abertura e fecho. No entanto, os seus métodos não eram suficientemente avançados para identificar exatamente a localização do eixo da dobradiça. Este facto levou-os a acreditar que a alteração da dimensão vertical era um procedimento do lado da cadeira.

O primeiro arco facial arbitrário foi concebido em 1907 por Snow e foi um acontecimento que marcou uma época na dentisteria protética. Os arcos faciais disponíveis atualmente, embora mais avançados tecnicamente, continuam a seguir o mesmo princípio básico. A primeira localização cinemática real foi desenvolvida através da Sociedade Gnatológica da Califórnia sob a liderança do Dr. B.B.McCollum e o crédito pela ideia da localização mecânica de um eixo vai para o Dr. Robert Harlan.

O Glossário de termos protéticos define o eixo da dobradiça como uma linha imaginária que passa pelos dois côndilos mandibulares e em torno da qual a mandíbula pode rodar sem movimento de translação.

O eixo da dobradiça terminal é definido como uma linha imaginária que passa horizontalmente pelos centros de rotação dos côndilos direito e esquerdo quando os côndilos estão na sua posição mais distal/retruída sem tensão na respectiva fossa articular/glenoide.

Descrição do eixo transversal da charneira

Qualquer objeto tridimensional que se desloque numa trajetória de movimento rotativo coordenado, que faça parte de uma circunferência ou de uma elipse, tem um eixo de rotação.

Se a trajetória de movimento do objeto fizer parte de uma circunferência, o eixo de rotação em si não se move. Clinicamente, o doente seria descrito como estando a fechar-se numa dobradiça. Se a trajetória do movimento do objeto fizer parte de uma elipse, o próprio eixo transversal tem de se mover. Clinicamente, os côndilos estariam a transladar à medida que o doente abrisse os maxilares.

A trajetória do movimento de qualquer um dos tipos de movimento tem de ser perpendicular ao eixo transversal da dobradiça, quer o eixo da dobradiça se mova ou não. Uma porta, por exemplo, oscilaria num arco perpendicular a uma linha que passa pelas dobradiças.

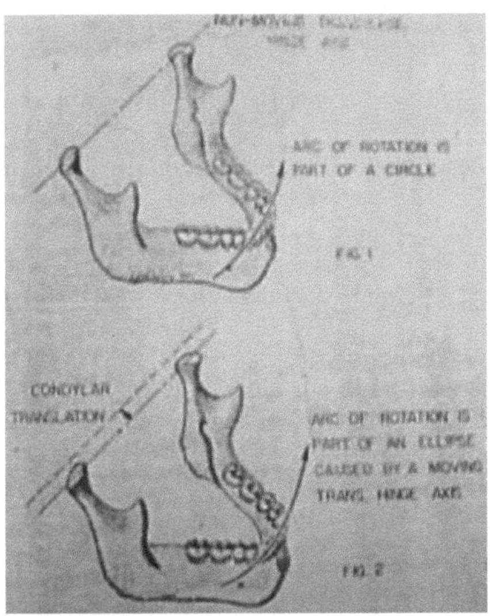

O eixo transversal da charneira sempre foi objeto de controvérsia, com alguns a duvidarem da sua existência, outros a afirmarem a existência de múltiplos eixos de charneira, enquanto outros ainda dizem que a sua localização exacta não é mais do que uma perda de tempo clínico, uma vez que uma localização arbitrária serve igualmente bem o objetivo.

Apesar disso, a localização do eixo da charneira evoluiu como um passo clínico importante na reabilitação de pacientes parcial ou completamente desdentados, ajudando assim o protésico a alcançar um elevado grau de precisão nas suas restaurações e, consequentemente, a excelência clínica.

2. REVISÃO DA LITERATURA

Campion (1902, 1905) produziu provavelmente o primeiro registo gráfico dos movimentos mandibulares num paciente. Utilizou uma forma básica de pantógrafo, que produzia uma sucessão de pontos na pele do lado da face à medida que os côndilos se moviam durante a função. A inclinação do trajeto dos côndilos em diferentes indivíduos foi demonstrada por comparação com uma linha imaginária desde o meato auditivo externo até ao bordo inferior do nariz. A partir do seu trabalho, concluiu que não existe nem pode existir um eixo em torno do qual a mandíbula se mova ao abrir a boca, mas que o movimento é complexo, consistindo, em primeiro lugar, numa rotação do osso num eixo que passa aproximadamente pelos centros dos dois côndilos e, em segundo lugar, num movimento para a frente e para baixo dos côndilos à medida que deslizam sobre ou com a cartilagem interarticular em forma de menisco ao longo da curva da eminência articular.

Bennett (1908), no seu trabalho clássico sobre os movimentos da mandíbula, afirmou que não existia um centro de rotação fixo único para a mandíbula, uma vez que o centro de rotação se deslocava constantemente (para movimentos no plano sagital). No entanto, salientou que a mandíbula era capaz de dois movimentos independentes: um, uma rotação angular em torno do côndilo, o outro um movimento de translação produzido pelo deslizamento do côndilo ao longo do seu trajeto. Utilizando teorias geométricas e mecânicas baseadas em trabalhos efectuados em si próprio quando realizava movimentos mandibulares, demonstrou o centro instantâneo em torno do qual a mandíbula rodava num dado momento para cada posição da mandíbula. Aceitou a crítica de que as experiências eram efectuadas num só indivíduo (ele próprio) e que não se podiam tirar conclusões gerais.

Needles (1923) efectuou experiências para testar a precisão dos articuladores e chegou à mesma conclusão que Bennett, ou seja, existiam duas articulações fundamentais entre a mandíbula e a maxila. Uma era uma articulação de dobradiça com o eixo passando pelas cabeças dos côndilos; a outra era uma articulação de deslizamento entre a fibrocartilagem e a eminência articular. Segundo ele, qualquer movimento de que a mandíbula fosse capaz era o resultado do movimento de uma ou de ambas as articulações.

Num outro artigo (Needles 1927), voltou a discutir as duas partes da articulação temporomandibular. Considerou que o único método lógico de estudar os movimentos mandibulares era dividi-los nos seus dois componentes elementares e referir cada movimento à sua respectiva parte da articulação. Relativamente aos articuladores, afirmou que, em qualquer tipo, o eixo do movimento de abertura deveria ser colocado de forma a corresponder às cabeças dos côndilos. O articulador pode então ser aberto ou fechado a uma distância considerável sem produzir qualquer erro na oclusão das dentaduras ou dos aparelhos protésicos.

Bennett (1924) discutiu os movimentos mandibulares em relação à odontologia protética e novamente afirmou que não havia um centro de rotação na própria articulação temporomandibular. Os movimentos da mandíbula no plano sagital eram compostos por rotação em torno da linha dos côndilos e translação na direção das trajectórias dos côndilos, dando centros instantâneos ou em constante mudança.

Wadsworth (1925) referiu-se às conclusões do anatomista. Afirmou que o primeiro movimento da mandíbula ocorria em torno de um eixo transversal que passava pelos côndilos, permanecendo estes últimos assentes nas fossas. O segundo movimento era de deslizamento, com os côndilos a deslizarem para a frente sobre a eminência articular.

McLean (1937) afirmou: As funções de dobradiça da porção inferior (da articulação temporomandibular) ainda são disputadas e pouco compreendidas. A porção de charneira da mandíbula tem duas funções de grande importância para os prostodontistas.

Em primeiro lugar, a porção da dobradiça da articulação é o grande equalizador das desarmonias entre os factores gnatodinâmicos da oclusão. Quando as oclusões são sintetizadas em articuladores sem uma orientação exacta do eixo da dobradiça, podem ocorrer pequenos conflitos entre cúspides que devem ser removidos através de uma retificação pontual selectiva.

Relativamente à construção satisfatória de próteses totais, afirmou que abrir ou fechar a mordida num articulador com uma localização incorrecta do eixo da dobradiça resultaria numa oclusão insatisfatória das próteses quando estas fossem colocadas na boca. Quando o eixo da dobradiça no articulador estava demasiado à frente em comparação com a localização num doente, o fecho da distância interoclusal resultaria no encontro prematuro das próteses posteriormente. Se o eixo estivesse demasiado para trás, o contacto prematuro ocorreria anteriormente. Se o eixo fosse demasiado baixo, a prótese inferior ficaria à frente da relação cêntrica. Se fosse demasiado alto, a prótese inferior seria posterior à relação cêntrica. Concluiu-se que qualquer alteração na distância interoclusal deve ser efectuada na boca ou através da utilização de um articulador de eixo de charneira. Se este último fosse utilizado, então o eixo da dobradiça deveria ser determinado como um ponto estacionário (isto é, rotativo mas não translatório) sobre a cabeça do côndilo durante os movimentos do eixo da dobradiça e não por palpação ou localização anatómica.

McCollum (1939a, b, e c) publicou uma série muito importante de artigos sobre os remédios restauradores. Uma vez que ele foi um dos principais defensores da "teoria do eixo de charneira", é importante citar uma grande parte do seu trabalho:

Anatomistas de renome têm insistido que não existe uma verdadeira articulação no corpo apenas porque compreenderam os mecanismos de uma dobradiça. Alguns anatomistas parecem acreditar que uma ação de dobradiça é um movimento total entre uma aresta e uma superfície, de tal forma que o eixo de rotação se situa na superfície. Confundem ação pivotante com ação de dobradiça e não se apercebem de que as dobradiças das portas funcionam através do deslizamento de uma superfície sobre outra, dependendo a quantidade de deslizamento do tamanho da cavilha, mas o centro de ação é um eixo imaginário que passa pelo centro da cavilha.

Em 1921, ficou convencido de que o centro de abertura e fecho da mandíbula era o fator mais importante na articulação dentária e que a sua determinação era preliminar para transferir um registo da relação da mandíbula para um instrumento de articulação.

Snow e outros, de uma forma grosseira, tinham reconhecido a sua importância e trinta anos antes tinham inventado o arco facial e um método para a sua utilização. Gysi reconheceu definitivamente a importância da abertura e a afirmação evidencia o eixo de fecho para a articulação, uma vez que a elevação ou abaixamento da mordida é uma operação de cadeira. No entanto, não conseguiu compreender a necessidade de registar este eixo nos instrumentos com a mesma precisão com que tentou registar as outras fases dos movimentos da mandíbula. As suas experiências foram tão imprecisas que concluiu que o eixo de articulação, se é que existia, se situava abaixo dos côndilos, perto da borda inferior do tragus, e fabricou um articulador em conformidade. No entanto, os seus últimos articuladores têm o eixo de articulação na região condilar, mas, tanto quanto sabemos, não lhe atribui grande importância: a alteração das dimensões verticais continua a ser, para ele, uma operação de cadeira. Agora, deve ser óbvio para o estudioso que, se o articulador duplicar absolutamente uma relação de mandíbula, é possível alterar a dimensão vertical aumentando ou diminuindo a mordida no articulador e fazer com que prevaleçam na boca as mesmas condições que existem nos instrumentos.

Stuart (1939) complementou o trabalho de McCollum em suas discussões sobre a articulação dos dentes humanos, a relação da mandíbula com a maxila e a interdigitação cúspide dos dentes. Estes dois trabalhadores foram os pioneiros da gnatologia tal como é praticada atualmente. Os seus primeiros trabalhos levaram à publicação de um relatório de investigação (McCollum e

Stuart 1955), que constituiu a base do ensino pós-graduado da disciplina

McCollum (1943) reiterou suas idéias a respeito do conceito de eixo de articulação. Afirmou que nos movimentos simples de abertura da mandíbula, a articulação actuava como um eixo comum. Esta ação ocorre anatomicamente por rotação da cabeça do côndilo na superfície inferior do menisco. Era possível que a mandíbula rodasse durante a abertura simples ao ponto de separar os incisivos de meio centímetro na maioria dos indivíduos, até 1,5 centímetros nalguns indivíduos. Ele achava que uma das idéias confusas sobre esse componente de abertura era que ele poderia ser acompanhado por uma contração dos músculos pterigóides externos que puxavam os côndilos e meniscos para frente na fossa temporomandibular. A ação combinada era um elemento natural dos movimentos de mastigação. Por conseguinte, quando se dizia ao indivíduo para abrir a boca, ele combinava automaticamente estes movimentos. Salientou que, para determinar a verdadeira componente de abertura, era necessário garantir que os indivíduos não combinavam estes movimentos.

Granger (1952) salientou que cada articulação temporomandibular era constituída por duas articulações. A que se encontrava entre o côndilo e o menisco era uma articulação puramente esférica, capaz de efetuar movimentos de rotação num plano vertical e horizontal. A bola e o encaixe podiam funcionar desta forma enquanto a própria articulação deslizava corporalmente na fossa glenoide. Durante a utilização, o deslizamento e a rotação ocorriam normalmente em conjunto, o que, juntamente com o movimento corporal da mandíbula, dava origem a movimentos mandibulares complexos. Granger afirmou que todas as rotações responsáveis pelos movimentos mandibulares tinham eixos, que se encontravam num ponto comum dentro de cada côndilo. Se estes dois pontos fossem unidos por uma linha imaginária, obter-se-ia o eixo transversal da charneira. Ele afirma que o eixo da dobradiça é constante para a mandíbula, pois o movimento de deslizamento não altera a relação entre o côndilo e o menisco, mas sim a relação do eixo da dobradiça com a fossa glenoide. Havia apenas uma posição em que o eixo da dobradiça era comum à mandíbula e à maxila, que era a relação cêntrica.

Craddock e Symmons (1952) afirmaram que em indivíduos normais, e para pequenos movimentos de abertura, o eixo horizontal de rotação passava efetivamente pelos côndilos e que em movimentos de abertura mais amplos o eixo se deslocava progressivamente para baixo. Consideraram que a determinação exacta do eixo da charneira tinha apenas interesse académico, uma vez que nunca se verificaria uma distância superior a alguns milímetros do centro presumido no próprio côndilo. O centro presumido poderia ser encontrado por palpação ou por medições um centímetro anteriormente ao longo de uma linha traçada da margem livre superior do tragus da orelha até o canto do olho. Concluíram que uma diferença de alguns milímetros na localização de um eixo, que está a cerca de 100 mm de distância do ponto observado, poderia ter pouca influência no eixo gerado.

Lucia (1953) afirmou que os movimentos da mandíbula eram realizados por uma simples rotação dos côndilos nas superfícies inferiores dos meniscos e que esse movimento de dobradiça poderia ocorrer em qualquer ponto ao longo do trajeto do côndilo, à medida que os meniscos se moviam ao longo da fossa glenoide. Questionou a aplicação prática da ação de dobradiça da articulação e se era possível localizar este centro de uma forma prática. Em resposta, disse: "A importância prática do eixo da dobradiça e da transferência do eixo da dobradiça de moldes para um articulador é de enorme importância. Sem uma transferência do eixo da charneira, é impossível diagnosticar um problema oclusal, porque os dentes nos modelos não se encontrariam da mesma forma que na boca, não seria possível verificar um registo da relação cêntrica, não seria possível produzir um articulador com as cúspides a encontrarem-se no mesmo arco de fecho que o do doente.

Brandrup-Wognsen (1953) discutiu a teoria e a história dos arcos faciais. Ele citou o trabalho de Beyron, que havia demonstrado que o eixo de movimento da mandíbula nem sempre passava pelos centros dos côndilos. Embora o eixo de rotação da mandíbula nem sempre passasse pelos centros dos côndilos, estes estavam sempre próximos um do outro e Brandrup-Wognsen concluiu que formas complicadas de registo raramente eram necessárias para o trabalho prático.

Granger (1954) descreveu o eixo da dobradiça e os movimentos mandibulares. Afirmou que a mandíbula era capaz de uma variedade infinita de trajectórias de movimento; um côndilo podia estar a sofrer apenas movimentos de rotação enquanto o outro côndilo estava a rodar e a deslizar, ou ambos os côndilos podiam estar a sofrer movimentos de rotação e de deslizamento simultaneamente.

Em conclusão, Granger afirmou que o sucesso do tratamento dependia da orientação correcta dos dentes entre si e em relação ao eixo da charneira. Os movimentos funcionais da mandíbula começavam e terminavam na relação cêntrica (relação da charneira terminal). A orientação correcta dos dentes em oclusão cêntrica depende, portanto, da relação correcta dos dentes com o eixo da charneira, registada com os dentes orientados uns para os outros na posição mais retruída da mandíbula.

Trapozzano (1955) fez uma excelente dissertação sobre o tema da oclusão, incluindo muitas definições claras. Ele afirmou que a presença de um eixo de articulação terminal e de um centro de rotação desde a posição oclusal até ao nível posicional seguinte, e nos meus casos muito para além deste, tinha sido demonstrada repetidamente. O facto de o registo do eixo da dobradiça envolver um movimento aprendido não invalida de forma alguma a sua precisão ou utilidade. Afirmou que era precisamente porque o eixo da dobradiça representava uma posição de "fronteira" que era capaz de ser registado repetidamente com uma precisão infalível.

Schallhorn (1957) discutiu as vantagens e desvantagens de uma localização arbitrária do eixo da charneira para a transferência do arco facial em comparação com localizações cinemáticas.

Foram realizadas experiências para comparar a localização cinemática do eixo da dobradiça com uma localização arbitrária 13 mm anterior ao tragus numa linha desde o tragus até ao canto externo do olho. Em mais de 95% dos indivíduos com relações maxilares normais, verificou-se que o centro cinemático se encontrava num raio de 5 mm do centro arbitrário. Schallhorn afirmou que isto estava dentro dos limites de um erro negligenciável.

Woelfel, Hickey e Rinear (1957) demonstraram electromiograficamente que a abertura em dobradiça podia ser realizada quando um indivíduo treinado fazia este tipo de abertura, uma vez que não foi registado qualquer aumento da atividade eléctrica dos músculos pterigóides externos que funcionavam normalmente. Os resultados indicaram que o sistema neuromuscular estava organizado de tal forma que o movimento de dobradiça da mandíbula era possível. No entanto, este facto não exclui a possibilidade de as estruturas ósseas das articulações temporomandibulares interferirem com um verdadeiro movimento de dobradiça. Quando a estrutura óssea da articulação temporomandibular e a forma do menisco o permitiam, o sistema neuromuscular era tal que uma quantidade significativa de movimento de dobradiça podia ser realizada. No entanto, afirmaram que, para a maioria dos indivíduos, este não era um padrão de abertura normal.

Posselt (1957) efectuou as seguintes experiências

1. Construções geométricas a partir de uma radiografia de perfil.

2. Pontos de eixo registados por um arco facial cinemático e verificados por radiografias de perfil.

3. Eixo da dobradiça estabelecido por um arco facial cinemático e verificado por gnatisiómetro.

Os seus resultados mostraram que o eixo do movimento da dobradiça terminal passava por ambos os côndilos, e fazia apenas pequenos deslocamentos, para aberturas de 15-20mm.

Borgh e Posselt (1958) relataram as suas experiências relacionadas com o eixo da dobradiça da mandíbula utilizando um articulador Hanau modelo H. Concluíram que um movimento de dobradiça não podia ser registado com precisão sem erro, embora houvesse algumas dúvidas sobre a precisão da maquinação deste articulador.

Para a determinação do eixo da charneira, são utilizadas garras, fixadas nos dentes superiores e inferiores (ou nas cristas nos casos de desdentados). **Sheppard** (1958) realizou experiências para verificar o efeito que a presença de garras na boca tinha na posição dos côndilos, utilizando radiografias para comparação. Verificou que as garras alteravam imediatamente a posição fechada dos côndilos na maioria das articulações estudadas e podiam também limitar a extensão do movimento condilar. Estes efeitos têm obviamente uma influência importante na exatidão de uma técnica tão precisa como a localização do eixo da charneira.

Weinberg (1959) tentou esclarecer qualquer mal-entendido relativo ao eixo da dobradiça da seguinte forma. Ele

1. Descrição do eixo da dobradiça

2. Descreveu métodos geométricos e clínicos para o encontrar.

3. Descrição da sua utilização

4. Determinação da existência de um ou dois eixos transversais de articulação.

5. Discutiu o padrão de movimento mandibular para o movimento de abertura e fecho

6. Evidenciou clinicamente o eixo transversal da dobradiça

7. Determinar se era necessária uma precisão exacta na localização do eixo transversal da dobradiça e

8. Relacionar estes factores com a prática clínica.

Shanahan e Leff (1959, 1962) publicaram uma importante série de relatórios sobre os seus estudos dos movimentos mandibulares e do articulador. Inicialmente, registaram graficamente os movimentos de abertura e fecho de um articulador com eixo de dobradiça, fixando um lápis na guia incisal. Em seguida, foram tiradas fotografias com iluminação pontual numa sala escura. Estes resultados foram comparados com fotografias tiradas a um sujeito que efectuava movimentos semelhantes. Concluíram que os movimentos normais de abertura e fecho da mandíbula não coincidiam com os movimentos de abertura e fecho de um articulador.

Brotman (1960) era da opinião de que a teoria do eixo da charneira estava rodeada por grupos de investigadores com opiniões fortemente divergentes. Ele tentou esclarecer o assunto discutindo o significado clínico e geométrico do mesmo. Afirmou que "a posição do eixo da dobradiça da mandíbula é a posição mais recuada da mandíbula a partir da qual é possível efetuar movimentos de abertura e fecho. Quando uma mandíbula é aberta e fechada na posição do eixo da dobradiça, é possível localizar um centro de rotação - o eixo transversal da dobradiça. Continuou a questionar se a posição do eixo da dobradiça era a relação maxilo-mandibular correcta, mas como as restaurações oclusais fixas feitas nesta posição tinham funcionado satisfatoriamente, concluiu que era uma posição fisiologicamente aceitável.

Shanahan E.J. et al (1962) realizaram um estudo sobre os traçados dos movimentos naturais de abertura, fechamento e mastigação da mandíbula. No estudo, o eixo mandibular não foi observado na região dos côndilos com a concomitante translação anterior.

Trapozzano e Lazzari (1961) discutiram as opiniões de autores como Kornfield (1955), Granger (1952, 1954), Sloane (1951), Collett (1955) e Kurth e Feinstein (1951) durante o relatório dos seus estudos sobre a determinação do eixo da charneira. Tendo em conta as diferenças de opinião, decidiram reexaminar dois problemas: (i) se existia um eixo de charneira terminal e (ii) se existia ou não apenas um. Os investigadores localizaram o que pensavam ser o eixo terminal da dobradiça em catorze indivíduos, mas deixaram a decisão final para um grupo de observadores neutros. Verificaram que 57,2% dos indivíduos apresentavam mais do que um eixo de charneira do côndilo num ou em ambos os lados e concluíram que o elevado grau de infalibilidade atribuído aos pontos de eixo de charneira deve ser seriamente questionado. É interessante que esta conclusão difere um pouco das afirmações iniciais feitas por Trapozzano (1955) relativamente ao eixo da charneira.

Os mesmos investigadores (Trapozzano e Lazzari (1967), ao constatarem novamente a presença de múltiplos eixos de charneira, deram seguimento a este trabalho. Também consideraram essencial que a técnica de localização do eixo da charneira fosse efectuada por dois operadores; um para observar a abertura e o fecho da mandíbula e o outro para examinar a rotação ou translação do estilete. O relaxamento do paciente durante a determinação do eixo da dobradiça também foi considerado essencial. Qualquer alteração na dimensão vertical era contra-indicada, a não ser que fosse feito um novo registo interoclusal, devido à presença de mais do que um eixo de charneira. Os investigadores também confirmaram o que tinha sido afirmado frequentemente, ou seja, encontraram um número de pontos de eixo de dobradiça ao longo de traçados de inclinação condilar que mostraram que a rotação poderia ocorrer em posições protruídas da mandíbula. Utilizando um localizador de eixo de dobradiça modificado, com dois estiletes, verificaram também que ambos os estiletes permaneciam estacionários num eixo de dobradiça durante a abertura e o fecho. Uma vez que não é matematicamente possível que um corpo em rotação tenha dois eixos de rotação diferentes ao mesmo tempo, estes resultados de Trapozzano e Lazzari põem em dúvida a exatidão da localização do eixo da dobradiça tal como é praticada atualmente.

Lauritzen e Wolford (1961) realizaram experiências num aparelho que tinham concebido para determinar a precisão da localização do eixo da dobradiça. Com isso, esperavam reduzir os erros de maquinagem que Borgh e Posselt (1958) tinham verificado que afectavam os seus resultados. Um certo número de operadores com diferentes formações efectuou a localização do eixo da dobradiça no aparelho, dispondo cada um de cinco tentativas.

O grupo I era constituído por pessoas que não estavam familiarizadas com a técnica e utilizaram 10 graus de abertura mandibular. O grupo 2 era constituído por dentistas que tinham visto localizações do eixo da charneira efectuadas e tinham alguma experiência ligeira da técnica. Também utilizaram 10 graus de abertura. O grupo 3 era constituído por membros de um grupo de estudo com experiência na localização do eixo da charneira. Utilizaram o mesmo grau de abertura, depois 15 graus de abertura e finalmente 5 graus de abertura". Verificaram que, das 190 localizações, todas se encontravam numa área de diâmetro não superior a 1,5 mm e três numa área de diâmetro superior a 1 mm. No primeiro grupo, 40% das localizações estavam dentro de uma área de 0,2 mm, no segundo grupo 57% estavam dentro de uma área de 0,2 mm, e no terceiro grupo (10 graus de abertura) mais de 95% estavam dentro de 0,2 mm. Com este último grupo, foram obtidos os mesmos resultados a 15 graus de abertura para a localização do eixo da dobradiça (com operadores experientes). Com 5 graus de abertura tornou-se muito mais difícil localizar o ponto correto, mas mesmo assim 75% das localizações do Grupo 3 estavam dentro de 0,2 mm do eixo. Estes resultados, em que os erros mecânicos foram reduzidos tanto quanto possível, representaram uma melhoria de 7% em relação aos resultados de Borgh e Posselt (1958) e de 4% em relação aos resultados de Kurth e Feinstein (1951).

De Pietro (1963) afirmou que o único centro rotacional que poderia funcionar de forma independente no movimento mandibular eram os centros horizontais de rotação. Em um grau limitado de abertura mandibular, o elemento condilar, devido ao efeito limitador da superfície inferior da fossa glenoide e dos ligamentos temporomandibulares, podia se apoiar superior e posteriormente, permitindo assim a localização dos centros horizontais de rotação. A abertura adicional levou à translação, bem como à rotação pura, o que deu origem a diferentes centros de rotação instantâneos. Considerou que, uma vez que os centros de rotação existiam de facto no movimento mandibular, se pudessem ser localizados no seu ambiente natural, a possibilidade de um dispositivo mecânico que pudesse simular os movimentos mandibulares era viável.

Hickey et al (1963) utilizaram um pino inserido diretamente no côndilo e um pino fixado nos dentes incisivos inferiores para comparação, quando utilizaram fotografia de movimento para registar os movimentos mandibulares. Apesar de não terem localizado deliberadamente o eixo transversal de rotação da mandíbula no sujeito em investigação, verificaram que durante a abertura da dobradiça o pino do côndilo permanecia numa posição fixa e rodava 5 graus, enquanto o pino do incisivo se movia para baixo 18mm sem desvio lateral, e posteriormente 9mm. Ocorreu um desvio lateral de 2,5mm, quando a mandíbula atingiu a sua abertura máxima. O centro de rotação do arco feito pelo pino incisivo durante a abertura retruída não se encontrava na região do côndilo. Os autores consideraram que os pequenos desvios sobre o traçado do pino incisivo durante a abertura da dobradiça podem ter resultado das irregularidades das superfícies do côndilo e do disco à medida que ocorria a rotação entre as duas superfícies.

Aull (1963) publicou um artigo no qual descreveu quatro escolas principais de pensamento sobre o eixo da dobradiça.

1. A localização absoluta da escola do eixo da charneira, tal como praticada por Lucia (1953). McCollum (I 939, 1943) Granger (1952, 1954) etc.

2. A escola do eixo arbitrário tal como praticada por Graddock e Symmons (1952).

3. Os não crentes, como Beck (1950), que consideravam o eixo teoricamente possível, mas não aceitável na prática.

4. A escola do eixo de dobradiça dividida que acreditava na teoria transgráfica, como Page e

   Slavens (1961).

La Pera (1964) afirmou: o eixo da dobradiça expressa uma relação de movimentos fronteiriços, que envolvem ou incluem os limites de todos os movimentos fisiológicos. O eixo de charneira representa para a dimensão Vertical oclusal o que o traçado da agulha faz para a relação cêntrica. Afirmou não haver grande diferença entre os movimentos do eixo da charneira do ser humano e os do articulador. Pensa-se que o eixo da dobradiça é a chave dos movimentos da mandíbula. Uma vez determinado, a sua relação com os elementos anatómicos da articulação pode ajudar a compreender a fisiologia da articulação temporomandibular. Foi feita uma distinção entre o eixo cinemático da charneira e o eixo intercondilar, estando este último acima e à frente do primeiro.

Long (1970) descreveu uma técnica intra-oral para localizar o eixo da dobradiça terminal utilizando dois registos precisos da relação cêntrica em dois graus diferentes de separação da mandíbula.

Ramfjord e Ash (1971) afirmaram que o movimento do eixo da dobradiça na articulação temporomandibular poderia ocorrer, teoricamente, em vários graus de protrusão, mas que a referência era geralmente feita ao movimento estacionário do eixo da dobradiça com a mandíbula em relação cêntrica. O movimento de abertura retrusiva em torno do eixo terminal da dobradiça só poderia ser realizado até cerca de 20-25mm de abertura anterior. Embora a parte posterior do músculo temporal mantivesse a mandíbula para trás durante esse movimento, o padrão também poderia ser duplicado pela manipulação da mandíbula, desde que o paciente estivesse relaxado e a dor ou disfunção muscular estivesse ausente. Esta posição da mandíbula, que proporcionava uma abertura em dobradiça, foi também designada por eles como relação cêntrica, posição de dobradiça terminal ou posição de contacto retruída. Uma vez que era determinada pelos ligamentos ou estruturas das articulações temporomandibulares, também podia ser chamada de posição ligamentar. Para que este galope de rotação e a trajetória do movimento mandibular fossem constantes e reprodutíveis, os autores referiram que os côndilos tinham de estar assentes contra os meniscos no interior das fossas glenóides. Também salientaram que a abertura contínua abaixo do limite da abertura da dobradiça levaria a que o centro de rotação mudasse para uma posição ligeiramente atrás do forame mandibular, à medida que os côndilos se deslocassem para baixo e para a frente.

Smith (1975) comparou três métodos de determinação da relação cêntrica da mandíbula para determinar qual deles registaria consistentemente a posição mais retruída, qual a variação existente entre os métodos e o significado clínico desta variação. Os três métodos comparados foram o eixo da dobradiça terminal, o ápice do arco gótico e um método empírico. Concluiu que o método empírico dava um ponto de relação cêntrico anterior ao dos outros dois métodos e que o ápice do arco gótico e o eixo da dobradiça terminal davam substancialmente a mesma posição. O método do arco gótico foi o mais preciso e o método empírico o menos preciso.

Hilloowala (1975) era da opinião, com base nos seus estudos radiográficos, que o movimento da dobradiça ocorria no compartimento superior da articulação temporomadibular, bem como no compartimento inferior.

Knapp FJ et al (1970) utilizaram um dispositivo de deteção, um computador analógico e três plotters x-y para avaliar dados tridimensionais recolhidos de dez indivíduos. Os autores prestaram atenção principalmente ao eixo da dobradiça, ao envelope de movimento, à posição de contacto retruída e à posição intercuspídea.

Concluíram que a metade superior do curso retruído do envelope sagital aparece como uma linha reta em vez de um arco quando visto do plano sagital.

O movimento de retrusão dos côndilos parece ser uma combinação de rotação e translação do côndilo.

O chamado deslizamento da mandíbula para a frente, da posição retruída para a posição intercuspídea, deve ser interpretado em relação aos pontos de referência nos maxilares e não no plano frontal da face.

A derrapagem ou deslizamento entre a posição de contacto retruída e a posição intercuspídea parece dever-se ao facto de os dentes estarem numa posição aberta e não numa posição verdadeiramente retruída.

Lundeen H.C (1974) utilizou o método de Buhnergraph para comparar as posições condilares obtidas por dois métodos de efetuar registos de relação cêntrica interoclusal. Concluíram que uma forte contração muscular feita ativamente pelo sujeito e a utilização de um batente anterior rígido (registo A) colocavam os côndilos na posição mais superior de todos os tipos de registos medidos. As contracções musculares ligeiras (registo B) com um gabarito anterior resultaram numa posição condilar média inferior à média do registo A em 0,5mm no lado esquerdo e 0,4mm no lado direito. A posição média dos côndilos obtida pela técnica Myo-monitor (registo C) foi inferior à média do registo A em 1,75mm no lado esquerdo e 2,25mm no lado direito.

Noble **W.H (1975)** utilizou nove indivíduos com idades compreendidas entre os 20 e os 55 anos no seu estudo da posição antero-posterior do "Myo-monitor centric".

Concluiu que:

1. A posição cêntrica do mio-monitor é anterior à relação cêntrica.

2. A posição cêntrica do mio-monitor não é reproduzível com registos repetidos no mesmo doente, e

3. Quando comparado com a relação cêntrica, o Myo-monitor cêntrico é diferente nos lados esquerdo e direito do mesmo doente.

Renner R.P et al (1976) desenvolveu o dispositivo de registo do eixo da dobradiça de Loma Linda e o arco facial para utilização em pacientes edêntulos. Isto tem algumas vantagens como, por exemplo, alterações da dimensão vertical da oclusão no articulador.

Os registos de relação cêntrica e excêntrica válidos e verificados podem ser obtidos numa dimensão vertical de oclusão aumentada que esteja em harmonia com o eixo da dobradiça terminal do doente.

Os dentes posteriores em forma de cúspide podem ser articulados e verificados na boca com uma correção oclusal mínima através da utilização de um eixo de articulação terminal.

Graser G.V (1976) investigou a posição terminal da articulação (THP) e a posição neuromuscular (NMP) na população edêntula e concluiu que existe uma discrepância entre a THP e a NMP em todos os indivíduos edêntulos estudados. A NMP é anterior e medial ou lateral ao THP e a NMP não é reproduzível como o THP.

Roedema W.H et al (1978) desenvolveram uma simulação gráfica computorizada, que mostra os efeitos dos padrões de movimento mandibular dos dentes maxilares e mandibulares no plano oclusal. Os muitos parâmetros que afectam os padrões mandibulares podem ser variados seletivamente. Os efeitos desses parâmetros nas vias de movimento descritas pelas cúspides de suporte durante a oclusão podem ser observados graficamente no plano oclusal.

Thorp E.R et al (1978) efectuaram um estudo que comparou três áreas localizadas arbitrariamente com a verdadeira localização do eixo da dobradiça em 10 indivíduos. Das 60 diferentes localizações arbitrárias do eixo registadas, 55% estavam dentro de 6 mm do verdadeiro eixo da dobradiça.

Os resultados deste estudo revelaram diferenças muito pequenas entre uma arcada facial de eixo de dobradiça, a arcada facial Hanau 132-sm e a arcada facial de orelha Whip-mix. Um intervalo de desvio linear de 0,116 a 0,268 mm é de significado clínico duvidoso para a construção de próteses completas.

Se um articulador como o New Simplex for utilizado sem um arco facial e um registo interoclusal de 3 mm, pode prever-se que haverá um desvio de 1 mm na direção anterior na oclusão cêntrica. A remontagem da prótese completa acabada com um novo registo de relação cêntrica para correção oclusal pode eliminar esta discrepância, incorporada com erros devidos ao processamento.

Winstanley R.B (1979) realizou experiências para determinar a exatidão da localização do eixo da dobradiça utilizando métodos clínicos num articulador ajustável. Verificou-se que ocorriam erros até uma área de 2,4 mm de diâmetro, mas a maioria dos resultados era mais exacta do que isto. Os resultados foram melhores com uma abertura na região anterior do articulador de 15 mm em vez de 10 mm.

A única afirmação que pode ser feita a partir dos resultados relativos ao valor da experiência anterior é que, com uma bandeira simples, a experiência anterior é mais útil para uma abertura do articulador de 10 mm, mas não para uma abertura de 15 mm.

Jackson M.J (1979) efectuou experiências sobre a reprodutibilidade dos traçados pantográficos em indivíduos medicados e não medicados. As suas conclusões foram as seguintes: a reprodutibilidade difere entre indivíduos medicados e não medicados, a angulação do corpo não parece afetar os traçados dos bordos, o deslocamento lateral da mandíbula nem sempre pode ser reproduzido com precisão e a neuromusculatura parece ser o fator primordial que rege os movimentos dos bordos.

Wilkie N.D (1979) apresentou cinco pontos de referência anteriores comummente utilizados no crânio humano e as razões para a utilização de cada um deles na transferência do arco facial.

Solomon J.A et al (1979) apresentaram um novo método de registo dos movimentos mandibulares baseado numa técnica de rastreio de radionuclídeos assistida por computador, basicamente uma técnica cinematográfica.

Preston J.D. (1979) fez uma breve revisão da história e do desenvolvimento da teoria e da prática da localização do eixo horizontal transversal, da sua aplicação na prática clínica e de algumas das controvérsias que se desenvolveram em torno da sua utilização, para oferecer alguns conceitos clarificadores.

Myers M et al (1980) estudaram os traçados do arco gótico e o ápice do dentista - relação cêntrica assistida. Os seus dados sugerem que a crença generalizada de que a pressão do polegar pode posicionar a mandíbula consistentemente mais posterior do que a posição indicada pelo vértice do arco gótico é infundada. Para além disso, este estudo não fornece provas para apoiar a afirmação de que a relação mandibular assistida pelo dentista é mais reprodutível do que a relação indicada pelo vértice da arcada gótica.

Walker (1980) registou a verdadeira localização do eixo da dobradiça de 444 indivíduos e comparou-a com várias localizações arbitrárias. Os determinantes estatísticos da probabilidade foram efectuados a partir da amostra da população. Verificou-se que qualquer localização arbitrária escolhida não representaria de forma fiável o verdadeiro eixo anatómico da dobradiça.

Razek M.K.A (1981) avaliou a fiabilidade de cinco métodos utilizados para localizar o eixo de articulação arbitrário quando comparado com o eixo cinemático.

Os seus resultados em 120 doentes sugerem que o método de palpação pode ser aceite para localizar o eixo condilar.

Zuckerman G.R (1982) concebeu um estudo para determinar a influência do eixo arbitrário da dobradiça na relação da mandíbula com os maxilares.

Quando uma localização arbitrária do ponto do eixo da dobradiça transversal é utilizada para fazer um registo de transferência face-bow, é inerente ao processo uma certa quantidade de erro.

Yanus M et al (1983) efectuaram um estudo comparando diferentes arcos faciais e um novo gabarito de montagem Foram feitos registos de arcos faciais e os moldes foram montados. As medições foram efectuadas e comparadas.

Beard e Clayton (1981) efectuaram experiências para determinar as razões da discrepância entre os resultados de Trapozzano e Lazzari (1961, 1967) (que existe mais do que um eixo de charneira terminal) e os de Aull (11963) (que existe apenas um eixo de charneira terminal). Utilizaram aparelhos de registo melhorados que, segundo eles, eliminaram alguns dos erros dos trabalhos anteriores causados pelas percepções visuais e concluíram que existe apenas um eixo terminal da charneira.

Sumiyo Hobo (1984) realizou um estudo para explicar e ilustrar o centro rotacional do movimento lateral da mandíbula através de um sistema de medição eletrónico que mede 6 graus de movimento livre.

Os resultados são os seguintes.

1. O campo de movimento do eixo intercondilar durante os movimentos laterais foi examinado. Foi identificado um ponto de convergência no lado de trabalho onde o campo de movimento se tornou uma região minúscula com cerca de 0,3 mm de comprimento na direção vertical e 0,1 mm de largura na direção antero-posterior no plano sagital.

2. O ponto de convergência situava-se a 55±5 mm do ponto médio da AAT.

3. O ponto de convergência situava-se no ponto de intersecção entre a AAT e o eixo intercondilar, que surgia na conclusão do movimento lateral.

4. Foi calculada a posição tridimensional dos alvos a 65 mm do ponto médio do eixo intercondilar. Durante o movimento lateral, os alvos direito e esquerdo movem-se num plano que inclui a THA e tem uma inclinação de 42 graus em relação ao plano de referência horizontal.

5. O deslocamento horizontal dos mesmos alvos foi estudado durante o movimento lateral. Depois de subtrair a quantidade de deslocamento lateral horizontal causada pela rotação da mandíbula, o deslocamento lateral líquido causado pela translação da mandíbula ao longo da AAT é igual no lado não funcional e no lado funcional.

6. Um ponto a cerca de 55 mm do ponto médio do eixo intercondilar é o centro de rotação cinemática da mandíbula durante o movimento lateral.

Lundeen TY et A (1984) realizaram um estudo para avaliar a exatidão da posição arbitrária do eixo da charneira em relação à posição do eixo da charneira e para avaliar o efeito deste erro na medição do deslocamento imediato de Bennett.

O deslocamento de Bennett foi medido numa posição arbitrária do HA e na posição do HA em 10 indivíduos. Sessenta por cento das posições arbitrárias do HA estavam dentro de 5 mm da posição do HA. Não houve diferença significativa nas medições do deslocamento de Bennett efectuadas no HA e nos incrementos arbitrários. O desvio médio imediato de Bennett foi de 1,05 mm no lado esquerdo e de 1,12 mm no lado direito quando foi utilizada uma orientação firme.

Schulte J.K et al (1984) efectuaram uma investigação para quantificar os erros oclusais tridimensionais na região do primeiro molar quando é cometido um erro na localização bilateral do verdadeiro AH. Concluiu que o maior erro ocorrerá na direção mediolateral e, por isso, o dentista deve escolher métodos clínicos para reduzir este erro

Simpson J.W et al (1984) propuseram um estudo para comparar a localização de pontos de eixo de dobradiça arbitrários seleccionados e um ponto de eixo arbitrário experimental com o eixo cinemático. O estudo efectuado em 50 indivíduos concluiu que a utilização clínica de um ponto na linha de Camper, a 10 mm do bordo superior do tragus, resulta numa transferência mais precisa do molde maxilar para o articulador.

Gordon S.R et A (1984) realizaram uma investigação para calcular matematicamente a quantidade de altura da cúspide e o erro mesiodistal no segundo molar que resulta da localização 5mm e 8mm anterior, 5mm e 8mm superior, 5mm e 8mm posterior e inferior ao HA cinemáticamente localizado.

Concluíram que o registo da relação de lei cêntrica deve ser registado numa dimensão vertical próxima da dimensão vertical planeada da oclusão e foi apresentada uma justificação para a utilização de dentes não anatómicos.

Zuckerman G.R (1985) verificou as utilizações práticas dos arcos faciais arbitrários e cinemáticos. Afirma que ambos têm problemas práticos: as localizações arbitrárias do eixo da dobradiça produziram erros oclusais quando a dimensão vertical foi alterada no articulador, enquanto o arco facial cinemático, embora preciso, utiliza aparelhos grandes e volumosos que criam instabilidade adicional na base do registo mandibular.

Conclui assim que é aproximado não utilizar um arco facial, mas orientar o molde maxilar num articulador que reflicta a postura craniana vertical do doente através de um método alternativo até estar disponível um instrumento que se possa ajustar a todas as assimetrias anatómicas do eixo da charneira.

Palik J.F. et al (1985) A validade do arco auricular de Hanau para transferir um AH arbitrário para um articulador de Hanau foi comparada clinicamente com um arco facial cinemático de Hanau. O estudo foi efectuado com 18 pacientes seleccionados aleatoriamente.

A investigação demonstrou uma diferença estatística significativa entre o eixo arbitrário localizado com um arco auricular e o AH terminal. Esta discrepância foi significativa na direção antero-posterior, mas não na direção superior-inferior. Para além disso, o método do arco auricular não foi estatisticamente repetível.

Gordon S.R (1985) apresentou uma técnica simples para registar com precisão a localização dos pontos de HA cinemáticos sem tatuagem.

Gunderson R.B et al (1987) apresentaram uma técnica que utiliza princípios geométricos para localizar o eixo horizontal transversal mandibular.

Strohaver R.A et al (1988) introduziram o instrumento Spring-bow, um arco facial avançado do tipo Snow que combina as características anteriores de Hanau com um novo desenho de arco de uma só peça e um renascimento do conceito de Goodfriend que permite enviar o registo do arco facial para um laboratório remoto sem necessidade de enviar o arco.

Também foram discutidos os prós e os contras. A única desvantagem foi a incapacidade de medir a distância intercondilar. As vantagens incluem a facilidade e a eficiência de utilização, as peças esterilizáveis, o desenho de uma só peça e de baixa manutenção, a adaptabilidade a outros articuladores, a capacidade de montagem direta e indireta e o custo inferior ao de outros desenhos de auriculares.

Goska J.R. et al (1988) compararam as posições dos dentes primeiros molares superiores direito e esquerdo utilizando 4 arcos faciais diferentes (Hanau Kinematic facebow, Hanau fascia facebow, Hanau 159 Ear bow, Hanau Twirl-bow, Teledyne Hanau, Buffalo, N.Y)

Um eixo de dobradiça determinado cinematicamente foi utilizado arbitrariamente como linha de base para comparações entre três outros arcos. Os desvios da linha de base foram medidos ao longo dos eixos X, Y e Z, utilizando um medidor de contorno. Os desvios mostraram uma grande variabilidade e como os moldes maxilares são montados em relação a pontos anatómicos que diferem de sujeito para sujeito, não foi possível estabelecer a superioridade clínica de um arco facial em relação a outro.

Getz E.H (1988) apresentou um método geométrico para determinar a localização do AH através da análise de áreas de rotação alargadas registadas produzidas por movimentos de abertura da mandíbula.

O AH da mandíbula foi determinado utilizando pontas de registo duplas a uma distância de 2 a 4 polegadas da área estimada do eixo. Arcos visíveis aos pares numa superfície de registo lisa tornaram-se a base para uma construção geométrica através da qual o verdadeiro eixo de rotação pode ser identificado.

Dabadie M et al (1989) apresentou a análise gráfica de 32 casos de pacientes edêntulos em relação ao efeito da localização verdadeira versus arbitrária do AH. Também apresentou a inclinação condilar média, determinada pela análise gráfica de 102 pacientes desdentados.

Concluíram que a utilização de uma localização arbitrária do AH e uma representação gráfica simples do valor angular da inclinação condilar são necessárias para um tratamento adequado.

Hadi A.L (1987) propôs um método arbitrário de registo do AH com base na correlação entre a largura do perfil da face e o eixo cinemático, que foi comparado com três métodos arbitrários habitualmente utilizados.

Este método ilustrou claramente que a sua maior concentração se encontrava no quarto póstero-superior em torno do eixo verdadeiro. A técnica proposta foi considerada mais exacta do que a outra técnica.

Torii K (1989) analisou os centros de rotação de vários fechos mandibulares utilizando registos inter-oclusais de cera em 5 indivíduos. Os centros de rotação foram calculados e os seguintes resultados foram obtidos.

1. Para o fecho da dobradiça terminal em que a mandíbula foi guiada pelo ponto do queixo, observou-se um centro de rotação estatisticamente constante.

2. Para os fechos mais retruídos, foi encontrado um centro de rotação constante em 2-5 indivíduos.

3. Para o fecho habitual, não foi observado um centro de rotação constante.

3. ANATOMIA E FISIOLOGIA DO TMJ

ARTICULAÇÃO TEMPOROMANDIBULAR

A área onde ocorre a articulação crânio-mandibular é designada por articulação temporomandibular.

Articulações sinoviais compostas ginglymo-arthroidal:

Articulação gengival - movimento de articulação num só plano.

Articulação artróide - articulação e movimentos de deslizamento.

Composto - Presença de três ossos (o disco articular é considerado um osso não ossificado).

EMBRYOLOGIA

A articulação temporomandibular desenvolve-se relativamente tarde na vida embrionária, em comparação com as grandes articulações das extremidades.

Durante a sétima semana pré-natal, a articulação da mandíbula carece da cartilagem de crescimento do côndilo, das cavidades articulares, do tecido sinovial e da cápsula articular.

Os dois elementos esqueléticos, a mandíbula e o osso temporal, ainda não estão em contacto articular um com o outro.

Em contraste com isto, no mesmo espécime pré-natal, todos os componentes principais das articulações do cotovelo, anca e joelho estão presentes numa forma e disposição muito semelhantes às do adulto.

Num embrião humano de uma semana, a cartilagem de Meckel, a barra de cartilagem do primeiro arco branquial, estende-se desde o queixo até à base do crânio.

Persiste nesta forma, servindo como um suporte temporário ou andaime contra o qual a mandíbula e a base do crânio se desenvolvem até que a articulação temporomandibular assuma esta função na vida fetal.

O disco articular é um dos primeiros componentes da articulação a tornar-se organizável a partir do seu aparecimento anterior, no embrião de 6 semanas de idade. O disco está associado ao componente mandibular da articulação e parece ser um derivado do primeiro arco branquial.

Vários investigadores, Kjellberg (1904), Hapman e Woolard (1938), Symmons (1952), Moffett (1957) acreditam que a extensão do músculo pterigoide lateral posteriormente entre o escama temporal e o côndilo mandibular até ao martelo contribui para a formação da parte medial do disco articular. Outros investigadores referem-se a esta ligação como o ligamento retrodiscal.

A maioria das articulações sinoviais desenvolve-se a partir de blastemas. A articulação temporomandibular, tal como as articulações da clavícula, é formada a partir de blastemas descontínuos separados uns dos outros por uma zona de mesênquima indiferenciado no embrião.

À medida que os blastemas se aproximam um do outro através do crescimento do côndilo, o mesênquima interveniente condensa-se em camadas de tecido conjuntivo fibroso, que formam o tecido articular peculiar observado nesta articulação.

Durante a décima segunda semana, a cartilagem de crescimento do côndilo faz a sua primeira aparição e o côndilo começa a desenvolver uma superfície articular hemisférica.

Na décima terceira semana, o côndilo e o disco articular já estão em contacto com o osso temporal. Só depois deste contacto articular é que se desenvolvem as cavidades articulares, aparecendo primeiro o espaço inferior.

Antes de o disco ficar efetivamente comprimido entre o côndilo e o osso temporal, todo o disco é vascularizado.

Os vasos sanguíneos dos ramos terminais da artéria carótida externa e das veias associadas entram no disco posteriormente e estendem-se completamente através dele para se anastomosarem com ramos que vêm anteriormente do plexo vascular pterigoide.

Na vigésima sexta semana, todos os componentes da articulação temporomandibular estão presentes, exceto a eminência articular. A cartilagem de Meckel ainda se estende através da fissura claseriana, mas na trigésima primeira semana já se transformou no ligamento esfenomandibular.

A fissura claseriana é a abertura entre as partes escamosa e timpânica do osso temporal, através da qual a cartilagem de Meckel passa para o ouvido médio no feto. Após o nascimento, torna-se a fissura escamo-timpânica.

I)   Anatomia da ATM:

A ATM é constituída por 4 estruturas principais:

a) Côndilo.

b) Parte escamosa do osso temporal.

c) O disco articular.

d) Ligamentos.

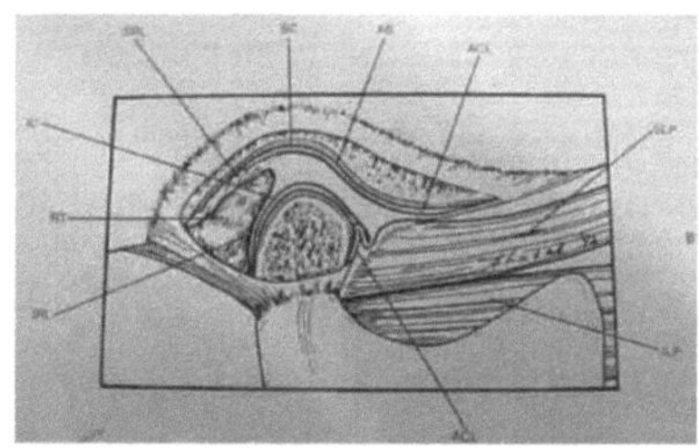

a)   Côndilo:

- A porção da mandíbula, que se articula com o crânio, em torno da qual ocorre o movimento.

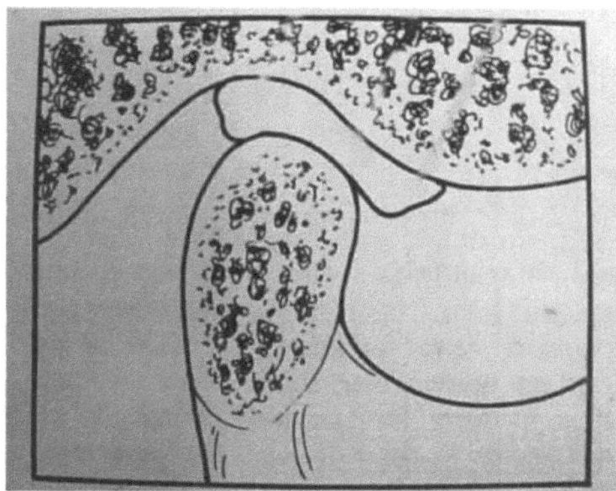

- Do ponto de vista anterior, tem projecções mediais e laterais chamadas pólos. O pólo medial é mais proeminente do que o pólo lateral.

- Medio - Comprimento lateral - 15-20mm.

  Largura antero-posterior - 8-10mm.

- A superfície de articulação efectiva do côndilo estende-se tanto anterior como posteriormente ao aspeto mais superior do côndilo. A superfície de articulação posterior é maior do que a superfície de articulação anterior.

- Um determinado ponto de cada côndilo tem uma mobilidade livre, mas relativamente limitada, ao longo da sua superfície articular craniana. Esta é designada por "superfície de movimento de contacto" do ponto condilar. Tem cerca de 10 a 12 mm de comprimento e 2 a 3 mm de largura.

  A superfície de movimento de contacto da ponta incisal tem uma profundidade ligeiramente superior a 11 mm (direção sagital) e uma largura de 20 mm (direção frontal).

- A parte da mandíbula que suporta os dentes tem, portanto, uma total liberdade de movimentos dentro de um espaço relativamente estreito mas longo.

b) ***Parte escamosa do osso temporal:***

- O côndilo mandibular articula-se na base do crânio com a porção escamosa do osso temporal. É designado por fossa articular/glenoide.

- Posteriormente a esta fossa encontra-se a fissura escamo-timpânica, que corre medio-lateralmente.

- Imediatamente anterior à fossa encontra-se uma proeminência óssea convexa denominada eminência articular. A inclinação desta superfície determina o trajeto do côndilo quando a mandíbula é posicionada anteriormente.

- O teto posterior da fossa mandibular é bastante fino, indicando que esta área do osso temporal não foi concebida para suportar cargas pesadas. As eminências articulares, no entanto, são compostas por osso espesso e denso e são mais susceptíveis de tolerar tais forças pesadas.

c)   ***O disco articular:***

- Composto por tecido conjuntivo fibroso denso, desprovido de vasos sanguíneos ou nervos.

- No plano sagital, pode ser dividida em 3 regiões de acordo com a sua espessura. A zona central é a mais fina, denominada zona intermédia. O disco torna-se mais espesso anteriormente e posteriormente com a zona posterior, ligeiramente mais espessa do que a zona anterior.

- Numa vista anterior, o disco é mais espesso medialmente do que lateralmente, o que resulta num aumento do espaço entre o côndilo e a fossa em direção ao aspeto medial da articulação.

- O disco articular está ligado posteriormente a uma região de tecido conjuntivo frouxo, altamente vascularizado e inervado, denominado tecido retrodiscal.

Superiormente - Lâmina retrodiscal superior (fibras elásticas) fixa o disco à placa timpânica - Zona bilaminária.

Inferiormente - A lâmina retrodiscal inferior (fibras colagénicas) fixa o bordo inferior do disco à margem posterior da superfície articulada do côndilo.

- Anteriormente, o disco articular está ligado aos ligamentos capsulares.

Fixação superior - margem anterior da superfície articular do osso temporal.

Fixação inferior - margem anterior da superfície articular do côndilo.

- ***O disco articular divide a articulação em duas cavidades distintas:***

  i.   Cavidade superior delimitada pela fossa mandibular e pela superfície superior do disco.

ii.   Cavidade inferior delimitada pelo côndilo mandibular e pela superfície inferior do disco.

d) *Ligamentos:*

Classificado como:

i. Ligamentos funcionais: Ligamentos colaterais.

Ligamentos capsulares.

Ligamento temporomandibular.

ii. Ligamento acessório - Ligamentos esfenomandibulares.

Ligamentos estilomandibulares.

i.   *Ligamentos colaterais (ligamentos discais):*

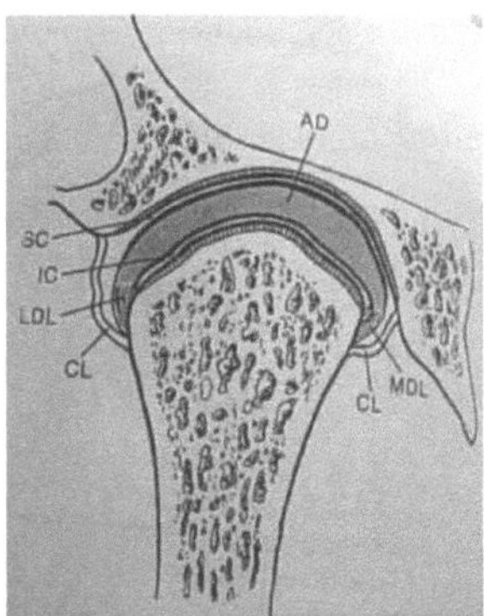

- Fixar os bordos medial e lateral do disco articular aos pólos do côndilo.

- Funcionam para orientar os movimentos do disco para longe do côndilo.

- São responsáveis pelo movimento de articulação da ATM.

ii.   *Ligamento capsular:*

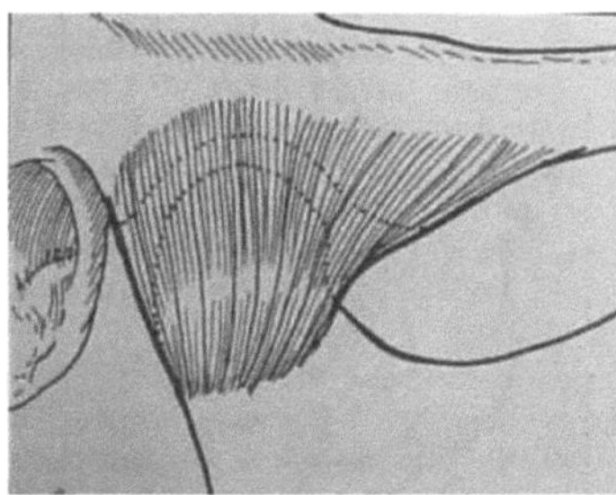

i. Toda a ATM está rodeada e envolvida pelo ligamento capsular.

ii. Está fixado superiormente ao osso temporal ao longo dos limites das superfícies articulares da fossa mandibular e da eminência articular. Inferiormente, liga-se ao colo do côndilo.

iii. Resiste a todas as forças mediais, laterais ou inferiores que tendem a separar ou deslocar as superfícies articulares.

iv. Uma função importante é a de envolver a articulação e reter o líquido sinovial.

iii. *Ligamento temporomandibular (ligamento lateral) 2 partes*:

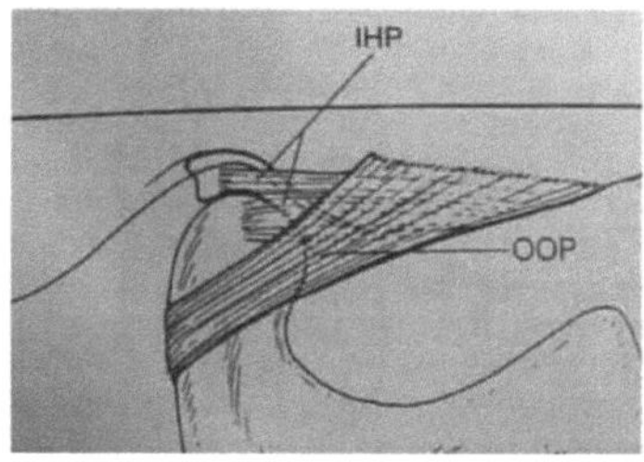

iii. *Ligamento temporomandibular (ligamento lateral) 2 partes:*

Porção oblíqua externa - estende-se da superfície externa do tubérculo articular e do processo zigomático póstero-inferiormente à superfície externa do colo do côndilo.

Esta resiste à queda excessiva do côndilo, limitando a extensão da abertura da boca. Se a boca se abrisse mais, o côndilo teria de se deslocar para baixo e para a frente através da eminência. Esta alteração no movimento de abertura é provocada pelo aperto do ligamento da

MT.

Porção horizontal interna: estende-se da superfície externa do tubérculo articular e do processo zigomático e liga-se ao pólo lateral do côndilo e à parte posterior do disco articular. Limita o movimento posterior do côndilo e do disco.

Ligamentos da articulação temperomandibular:

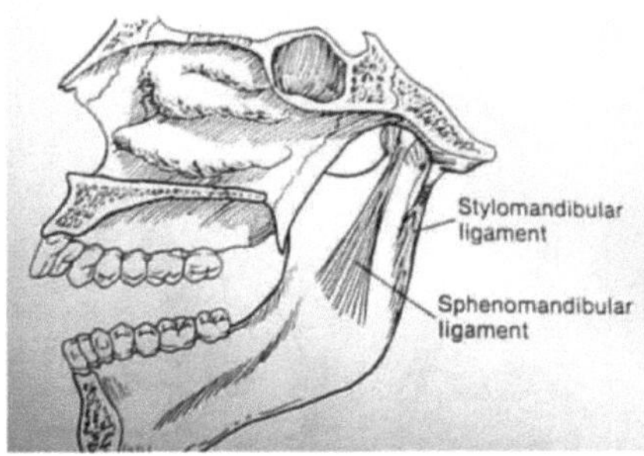

i) Ligamentos esfenomandibulares: Surge da espinha do esfenoide e liga-se ao lingual. Não tem efeitos limitadores significativos sobre a mandíbula.

ii) Ligamento estilomandibular: Atravessa o processo estiloide e liga-se ao ângulo e ao bordo posterior do ramo da mandíbula, limitando o movimento protrusivo excessivo da mandíbula.

Aspeto neuromuscular do sistema mastigatório:

Os músculos fornecem a energia necessária para mover a mandíbula e permitem o funcionamento do sistema mastigatório. Os mais importantes são os músculos da mastigação, cada um dos quais tem uma função diferente, mas todos actuam de forma cooperativa para efetuar o movimento da mandíbula.

No entanto, para produzir uma função mandibular adequada, têm de colaborar com outros grupos musculares, nomeadamente os supra-hióideos, os infra-hióideos e os grupos musculares pós-vertebrais.

I] __Músculos mastigatórios:__

1. Masseter.
2. Temporalis.
3. Pterigoide medial.
4. Pterigoide lateral

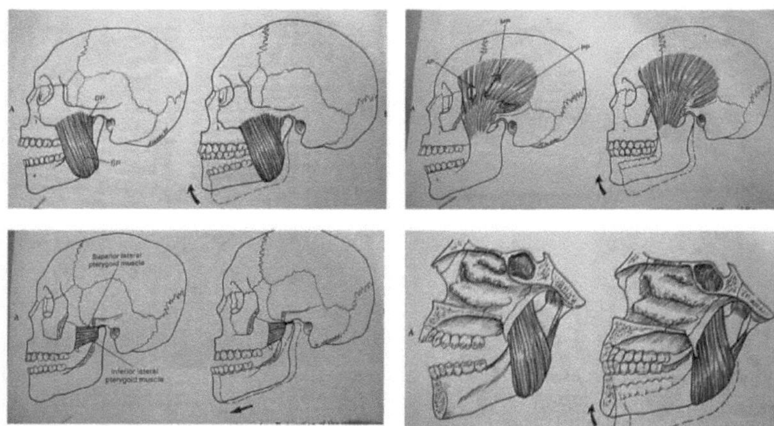

II] __Músculos supra-hióideos:__

1. Milohióide.
2. Geniohióide.
3. Estilo-hióideo.
4. Digástrico.

A sua função é dupla:

> ***iv.*** Se os músculos da mastigação fecharem os maxilares e fixarem a mandíbula na sua posição, os músculos supra-hióideos elevarão o osso hioide e a laringe, que lhe está ligada por uma membrana, necessária para a deglutição.

> ***v.*** No entanto, se os infra-hióides se contraírem, o osso hioide torna-se estável e imóvel. Se os supra-hióideos se contraírem, a mandíbula será retraída e deprimida contra o osso hioide seguro. O seu movimento será para baixo e para trás.

III] **Músculos infra-hióideos:**

1. Esternóide.

2. Omohyoid.

3. Tireohióide.

Funcionam principalmente para deprimir o osso hioide e, juntamente com os músculos supra-hióideos, estabilizam o osso hioide durante a função.

IV] **Músculos pós-vertebrais:** São também importantes na mastigação e na manutenção do equilíbrio funcional. Formam uma cadeia contínua desde a base do crânio até à base da coluna vertebral. São músculos anti-gravitacionais, que sustentam a postura funcional em relação à mastigação.

Masseter
- Elevação
- Protracção
- Movimentos laterais extremos

Temporal
- Posicionador principal.
- Elevador
- A contração unilateral leva a um movimento lateral do mesmo lado

Pterigoide medial
- Elevação
- Posicionamento lateral da mandíbula
- Protracção simples
- Subactividade que divide a protracção e a abertura

Pterigoide lateral

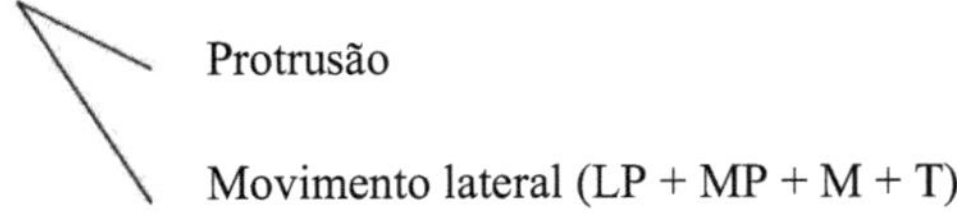

FORNECIMENTO DE SANGUE

Geralmente, todos os vasos sanguíneos na proximidade de uma articulação contribuem para o seu fornecimento. Assim, as articulações são normalmente locais excelentes para o desenvolvimento de uma circulação colateral. O seu fornecimento de sangue provém de ramos articulares das numerosas artérias que constituem o campo terminal da artéria carótida externa.

DRENAGEM LINFÁTICA:

A drenagem linfática da articulação foi descrita brevemente por Tanasesco (1912), que encontrou canais linfáticos em cada superfície da articulação. Estes canais são mais proeminentes nas superfícies lateral e posterior. Os vasos linfáticos na superfície lateral drenam para os nódulos pré-auriculares e parotídeos. Na superfície posterior, seis ou sete canais convergem para a artéria carótida externa, fundem-se em grandes troncos, atravessam o músculo digástrico e entram nos nódulos submandibulares.

ABASTECIMENTO DE NERVOS:

Nervo auriculo temporal.

Nervo massetérico lateralmente.

<u>Mecânica dos movimentos mandibulares:</u>

Os movimentos mandibulares ocorrem como uma série complexa de actividades de rotação e translação tridimensionais inter-relacionadas. É determinado por actividades combinadas e simultâneas de ambas as ATMs.

Na ATM ocorrem dois tipos de movimentos:

(i)   Rotacional.

(ii)   Translacional.

I) <u>Movimentos de rotação:</u>

A rotação é o movimento de um corpo em torno do seu eixo. A rotação ocorre quando a boca abre e fecha em torno de um ponto fixo ou eixo dentro dos côndilos.

A rotação ocorre na cavidade inferior da articulação entre a superfície superior do côndilo e a superfície inferior do disco articular.

A rotação da mandíbula pode ocorrer em 3 planos de referência em torno de um ponto chamado eixo. São eles:

a) ***Eixo de rotação horizontal:***

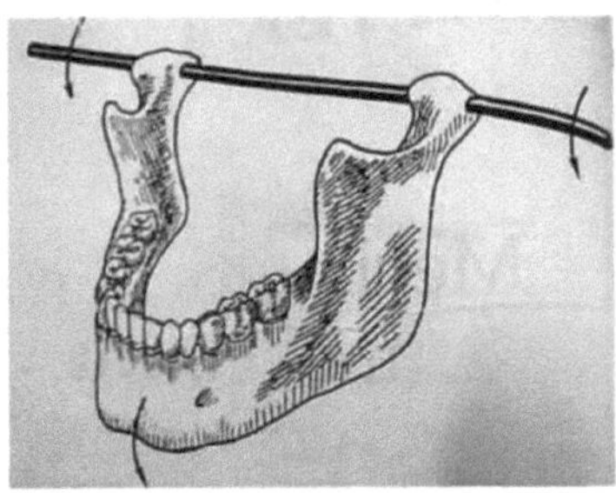

- O movimento mandibular em torno de um eixo de rotação horizontal é um movimento de abertura e fecho. É designado por movimento de charneira e o eixo horizontal em torno do qual ocorre é designado por eixo de charneira.

vi. O movimento de dobradiça é o único exemplo de atividade mandibular em que ocorre um movimento de rotação puro.

vii. Quando os côndilos estão na posição mais superior na fossa articular e a boca está puramente rodada para abrir, o eixo em torno do qual o movimento ocorre é o "eixo da dobradiça terminal".

b) ***Frontal (eixo vertical de rotação):***

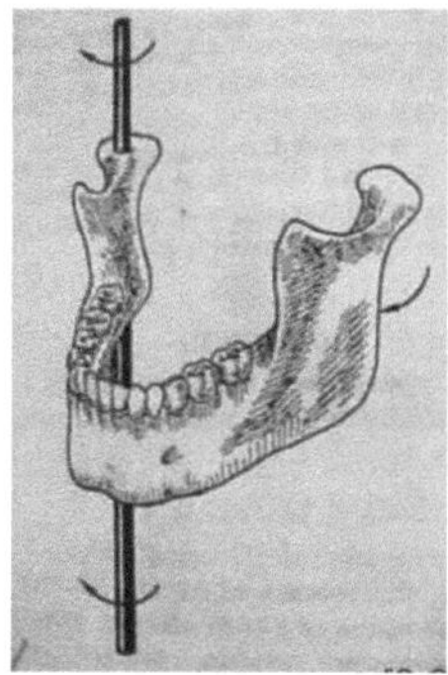

O movimento mandibular em torno do eixo frontal ocorre quando um côndilo se move anteriormente para fora da posição de articulação terminal, com o eixo vertical do côndilo oposto a permanecer na posição de articulação terminal.

c) *Eixo sagital:*

O movimento mandibular em torno do eixo sagital ocorre quando um côndilo se move inferiormente enquanto o outro permanece na posição de dobradiça terminal.

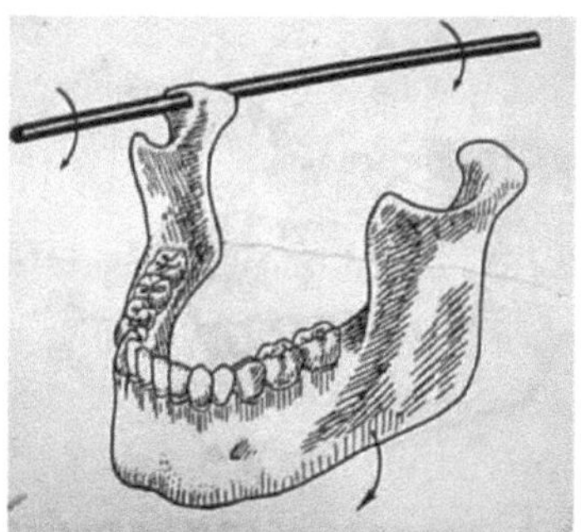

II) <u>Movimentos de translação:</u>

Pode ser definido como um movimento em que todos os pontos do defeito em crescimento têm simultaneamente a mesma velocidade e direção.

A translação ocorre dentro da cavidade articular superior entre a superfície superior do disco articular e a superfície inferior da fossa articular.

<u>**Movimentos fronteiriços:**</u>

Quando a mandíbula se move através da amplitude de movimento exterior, resultam limites reprodutíveis e desejáveis, que são designados por movimentos de fronteira.

Os movimentos das fronteiras podem ser descritos em 3 planos de referência:

(i)   Sagital.

(ii)   Horizontal.

(iii)   Frontal.

<u>**Movimentos da borda do plano sagital:**</u>

No Plano Sagital existem 4 movimentos distintos:

a) Limite de abertura posterior ⎱ Determinado por ligamentos e morfologia de T.M.J.
 b) Limite de abertura anterior ⎰

c) Rebordo de contacto superior. Superfícies oclusais e incisais

d) Sistema neuromuscular funcional

a) <u>**Movimentos do bordo de abertura posterior:**</u>

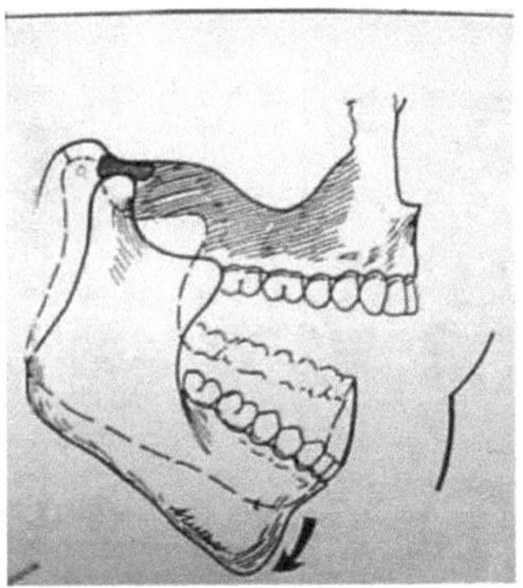

Ocorre como movimentos de articulação em duas fases. Na primeira fase, os côndilos são estabilizados nas suas posições mais superiores nas fossas articulares.

A posição mais superior do côndilo a partir da qual ocorre o movimento do eixo da charneira é designada por relação anterior. (Posição de contacto retruída, eixo de charneira terminal ou posição ligamentar).

Na relação anterior, a mandíbula pode ser rodada em torno do eixo horizontal a uma distância de apenas 20-25 mm, medida entre os bordos incisais dos dentes maxilares e mandibulares.

Neste ponto de abertura, o ligamento da ATM aperta-se, após o que a abertura continuada resulta numa translação anterior e inferior dos côndilos.

Esta é a segunda fase dos movimentos da borda de abertura posterior.

Com a translação dos côndilos, o eixo de rotação da mandíbula desloca-se para os corpos dos ramos, muito provavelmente na área de fixação do ligamento esfenomandibular.

A abertura máxima é atingida quando o ligamento capsular impede o movimento adicional dos côndilos. Esta abertura situa-se no intervalo de 40-60 mm, medido entre os bordos incisais dos dentes maxilares e mandibulares.

b)   Movimento do bordo de abertura anterior:

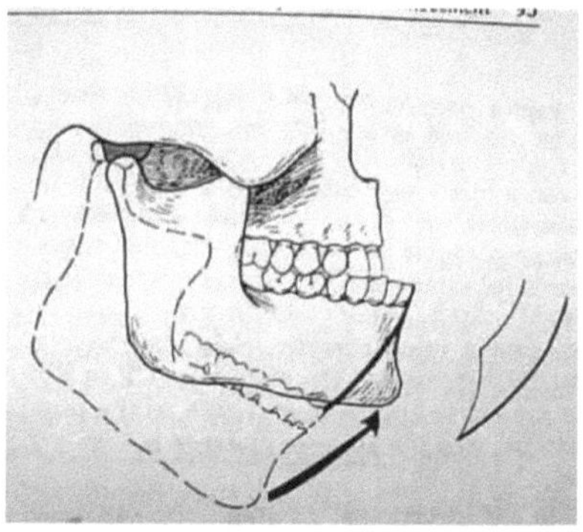

Quando a mandíbula está aberta ao máximo, o fecho acompanhado pela contração dos pterigóides laterais inferiores (que mantêm os côndilos posicionados anteriormente) irá gerar o movimento do bordo de abertura anterior.

Uma vez que a posição protrusiva máxima é determinada em parte pelos ligamentos estilomandibulares, à medida que ocorre o encerramento, o aperto do ligamento produz um movimento posterior dos côndilos.

A posição condilar é mais anterior na posição maximamente aberta, mas não na posição maximamente protruída.

c) **Movimentos superiores da borda de contacto**:

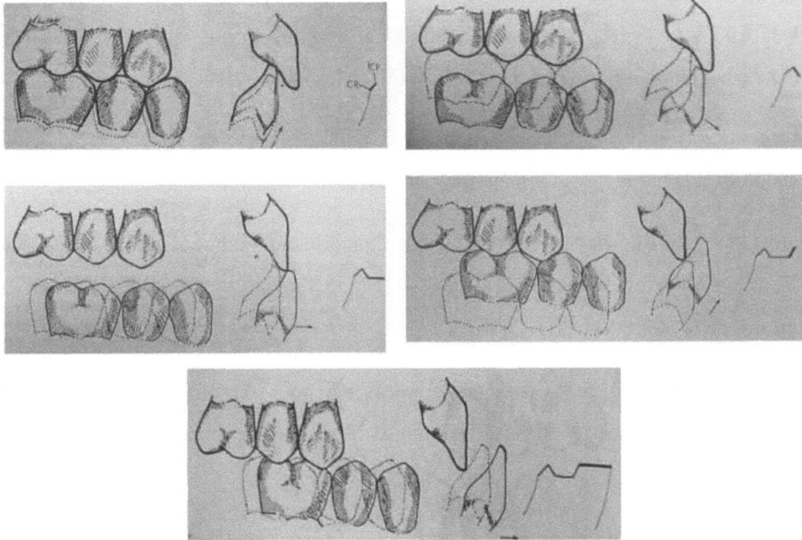

Ao longo de todo este movimento, o contacto dentário está presente. Depende de:

viii. Quantidade de variação entre a relação cêntrica e as posições de máxima intercuspidação.

ix. Inclinação das cúspides dos dentes posteriores.

x. Quantidade de sobreposição vertical e horizontal dos dentes anteriores.

xi. Morfologia lingual dos dentes anteriores do maxilar.

xii. As relações gerais inter-arcos dos dentes.

xiii. O contacto inicial no fecho da charneira terminal (a relação cêntrica ocorre entre as inclinações mesiais de um dente maxilar e as inclinações distais do dente mandibular).

xiv. Quando a força muscular é aplicada à mandíbula, ocorre um movimento ou deslocamento supero-anterior até que a posição intercuspídea seja alcançada. Este deslizamento está presente em 10% da população e é de aproximadamente 1,25 mm ± 1 mm.

xv. Quando a mandíbula está protruída a partir da máxima intercuspidação, o contacto entre os bordos incisais do dente anterior da mandíbula e as inclinações linguais dos dentes anteriores do maxilar resulta num movimento antero-inferior da mandíbula.

xvi. Isto continua até que os dentes maxilares e mandibulares estejam numa relação de borda a borda, altura em que se segue uma trajetória horizontal.

xvii. À medida que as bordas incisais dos dentes mandibulares ultrapassam as bordas incisais dos dentes maxilares, a mandíbula move-se numa direção superior, até que os dentes posteriores se tocam.

xviii. As superfícies oclusais dos dentes posteriores ditam então o trajeto restante do movimento protrusivo máximo, que se junta à posição mais superior do movimento do bordo de abertura anterior.

c) Movimentos funcionais:

xix. Geralmente ocorrem entre os movimentos fronteiriços e são, por conseguinte, considerados movimentos livres.

xx. A maioria das actividades funcionais exige uma intercuspidação máxima e, por conseguinte, começa normalmente na posição intercuspídea e abaixo dela.

xxi. Quando a mandíbula está em repouso, encontra-se aproximadamente 2 a 4 mm abaixo da posição intercuspídea. Esta posição foi designada por posição de repouso cervical. Esta posição é variável.

xxii. O reflexo miotático está ativo nesta posição, e os dentes podem ser rápida e eficazmente unidos para uma função imediata.

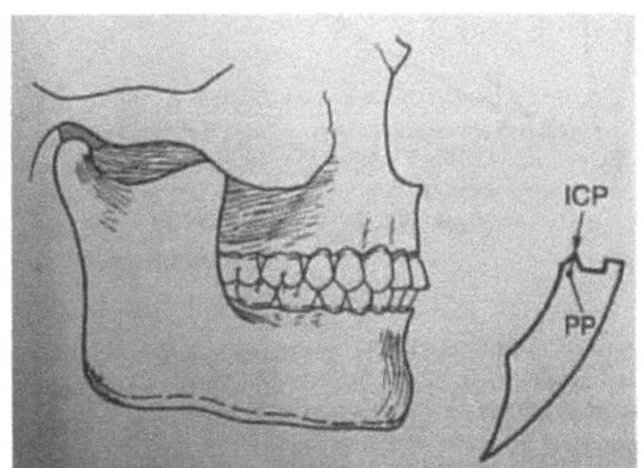

Efeitos posturais nos movimentos funcionais:

a) A posição da cabeça é erecta: A posição postural da mandíbula está 2-4 mm abaixo da posição intercuspídea (os músculos elevadores contactam a mandíbula diretamente com a PIC).

b) Cabeça posicionada 45° para cima: a posição postural da mandíbula será alterada para uma posição ligeiramente retruída. Esta alteração está relacionada com o estiramento e o alongamento de vários tecidos que estão ligados e suportam os maxilares (contacto dos músculos de elevação - a trajetória de fecho é ligeiramente posterior à trajetória de fecho na posição erecta).

c) Cabeça posicionada 30° para baixo (posição de alimentação de alerta). Se os músculos elevadores entrarem em contacto com a cabeça nesta posição, a trajetória de fecho será ligeiramente anterior à da posição erecta. (Os músculos elevadores contraem-se - a trajetória de fecho é ligeiramente anterior à trajetória de fecho na posição erecta).

Movimentos horizontais das margens do plano:

xxiii. O traçador de arco gótico é utilizado para registar os movimentos mandibulares no plano horizontal.

xxiv. Consiste numa placa de registo fixada nos dentes maxilares e um estilete de registo fixado nos dentes mandibulares. À medida que a mandíbula se move, o estilete gera uma linha na placa de registo que coincide com esse movimento.

xxv. Os movimentos mandibulares, quando vistos num plano horizontal, têm a forma de um losango e têm 4 movimentos componentes distintos mais um movimento funcional.

a) Borda lateral esquerda.

b) Continuação do bordo lateral esquerdo com protrusão.

c) Borda lateral direita.

d) Continuação do bordo lateral direito com protrusão.

a) Borda lateral esquerda:

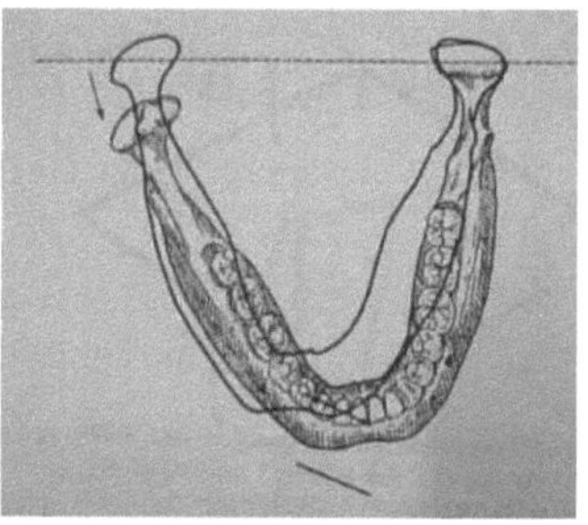

Com os côndilos em posição CR, a contração do pterigoide lateral inferior direito, fará com que o côndilo direito se mova anterior e medialmente. Se o pterigoide lateral inferior esquerdo permanecer relaxado, o côndilo esquerdo permanecerá situado em RC e o resultado será um movimento da borda lateral esquerda.

b) Movimentos contínuos do bordo lateral esquerdo com protrusão -

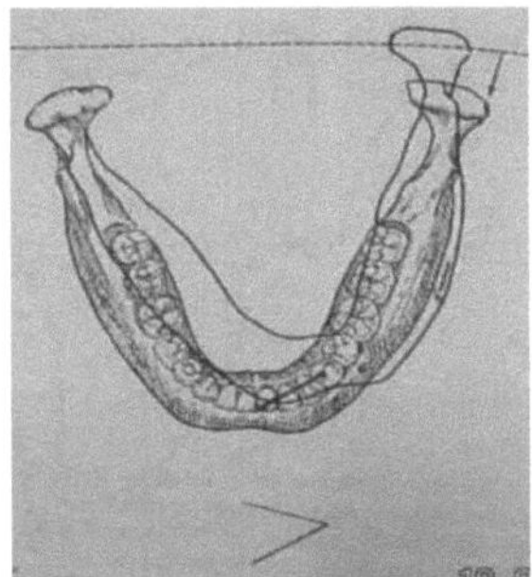

Com a mandíbula na posição de borda lateral esquerda, a contração do músculo pterigoide lateral inferior esquerdo, juntamente com a contração contínua do músculo pterigoide lateral inferior direito, fará com que o côndilo esquerdo se mova anteriormente e para a direita. Isto provoca um deslocamento da linha média mandibular para trás, de modo a coincidir com a linha média da face.

c) Movimento do bordo lateral direito:

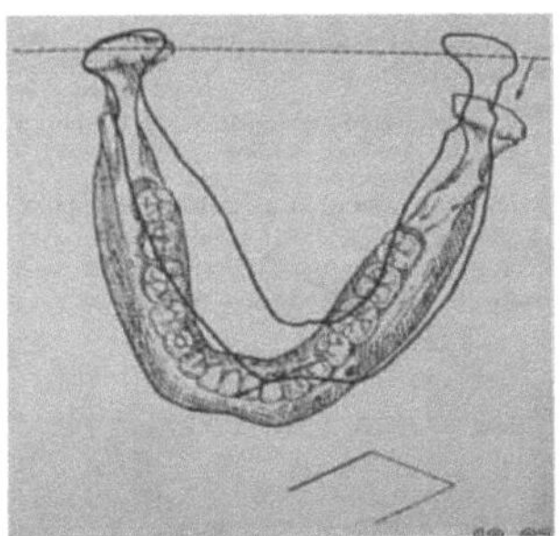

Depois de registados os movimentos do bordo esquerdo, a mandíbula é colocada novamente em RC e são registados os movimentos do bordo lateral direito.

xxvi. A contração do músculo pterigóideo lateral inferior esquerdo fará com que o côndilo esquerdo se desloque anterior e medialmente.

xxvii. Se o músculo pterigoide lateral inferior direito permanecer relaxado, o côndilo direito permanecerá situado na posição CR. O movimento resultante será o movimento do bordo lateral direito.

d) *Movimento contínuo do bordo lateral direito com protrusão*

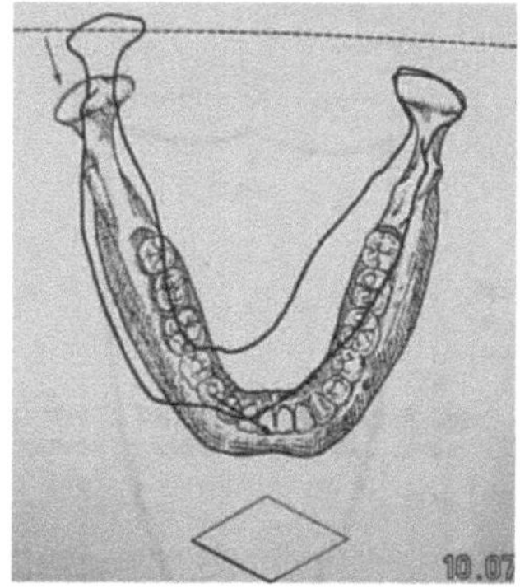

A contração do músculo pterigoide lateral inferior direito, juntamente com a contração contínua do músculo pterigoide lateral inferior esquerdo, fará com que o côndilo direito se desloque anteriormente e para a esquerda.

- Uma vez que o côndilo esquerdo já se encontra na sua posição máxima anterior, o movimento do côndilo direito para a sua posição máxima anterior irá causar o deslocamento da linha média mandibular para trás, de modo a coincidir com a linha média da face.

e) *Movimentos funcionais:*

Tal como no plano sagital, os movimentos funcionais no plano horizontal ocorrem mais frequentemente perto da posição intercuspídea. Durante a mastigação, a amplitude dos movimentos da mandíbula começa a alguma distância do MICP, mas à medida que o alimento é dividido em partículas mais pequenas, a ação da mandíbula aproxima-se cada vez mais do ICP.

III) <u>Fronteira frontal (vertical) e movimentos funcionais:</u>

Quando o movimento mandibular é visto no plano frontal, pode ser visto um padrão semelhante a uma bainha que tem 4 componentes de movimento distintos:

a) Borda superior lateral esquerda.

b) Limite de abertura lateral esquerdo.

c) Borda superior lateral direita.

d) Limite de abertura lateral direito.

O movimento no plano não tem sido tradicionalmente traçado, uma compreensão deles é útil para revisualizar a atividade mandibular tridimensionalmente.

a) Movimento lateral superior esquerdo:

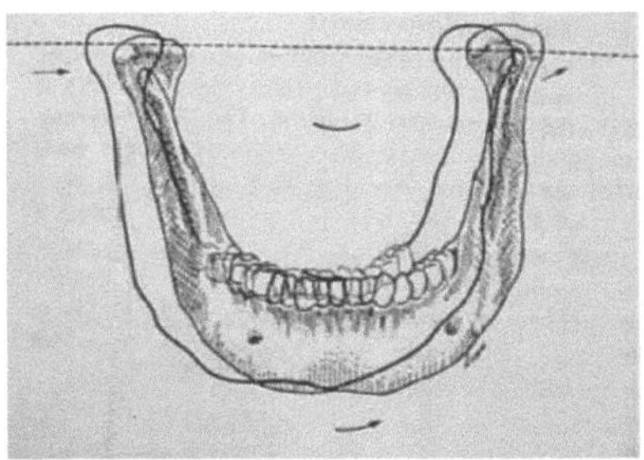

Quando a mandíbula está em máxima intercuspidação, é efectuado um movimento lateral para a esquerda. Um aparelho de registo revelará uma trajetória inferiormente côncava que está a ser gerada.

A mistura precisa destas trajectórias é determinada principalmente pela morfologia e pelas relações interarcos dos dentes maxilares e mandibulares que estão em contacto durante este movimento.

De influência secundária são as relações côndilo-disco-fossa e a morfologia da ATM do lado de trabalho ou de rotação.

b) Limite da abertura lateral esquerda:

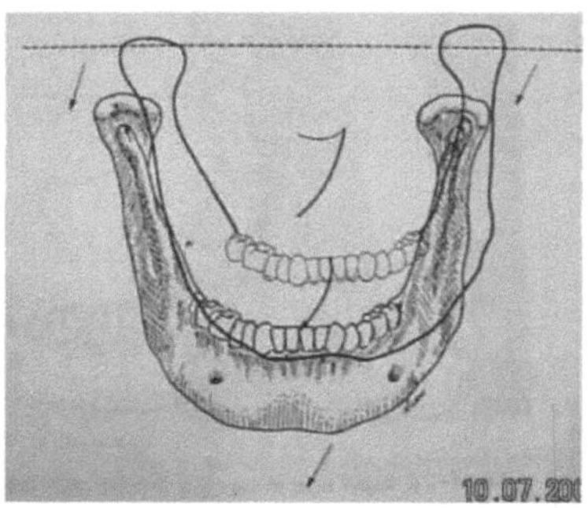

A partir do máximo esquerdo, a posição do bordo superior lateral no movimento de abertura produz uma trajetória convexa lateral. À medida que se aproxima a abertura máxima, os ligamentos contraem-se e produzem um movimento medialmente direcionado que provoca um deslocamento da linha média mandibular para coincidir com a linha média da face.

c) Movimentos do bordo superior lateral direito:

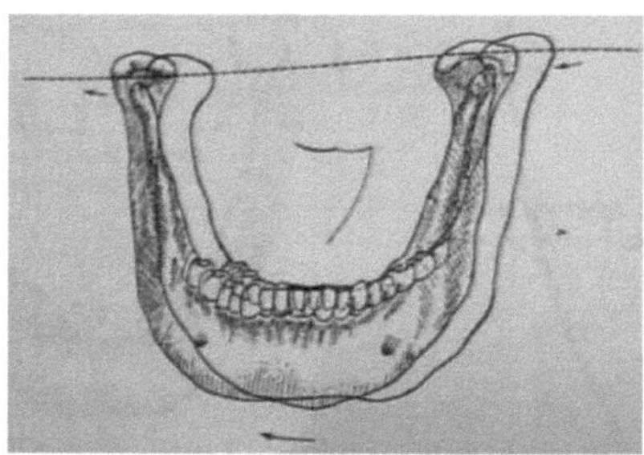

Uma vez registados os movimentos do bordo frontal esquerdo, a mandíbula volta à sua máxima intercuspidação e, a partir desta posição, é efectuado um movimento lateral para a direita, semelhante aos movimentos do bordo superior lateral esquerdo.

d) Movimentos do bordo de abertura lateral direito:

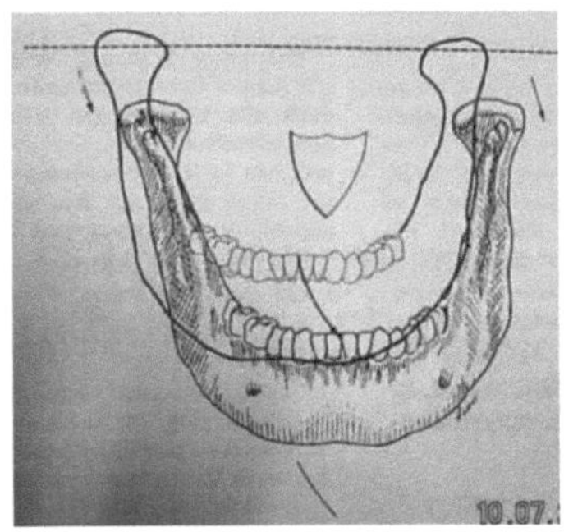

A partir da posição do bordo superior lateral direito, o movimento de abertura produz uma trajetória lateralmente convexa semelhante à dos movimentos do bordo lateral esquerdo de abertura.

e) Movimentos funcionais:

Tal como nos outros planos, os movimentos funcionais no plano frontal começam e terminam na posição intercuspídea.

Durante a mastigação, a mandíbula desce diretamente para baixo até atingir a abertura desejada. De seguida, desloca-se para o lado em que o bolo é colocado e sobe. À medida que se aproxima da máxima intercuspidação, o bolo é quebrado entre os dentes opostos. No último mm de fecho, a mandíbula desloca-se rapidamente de volta para o ICP.

<u>Envelope de movimento (dado por Posselt):</u>

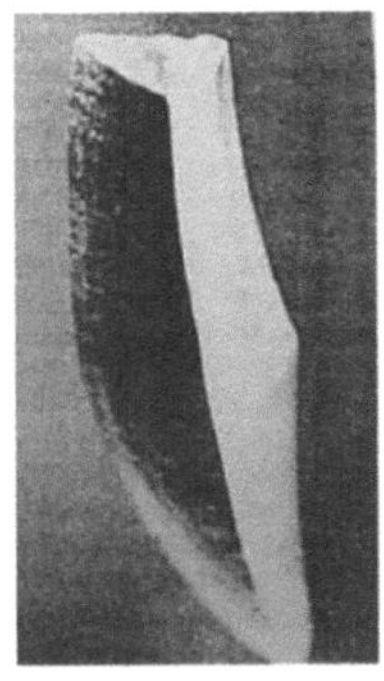

Ao combinar os movimentos do bordo mandibular nos 3 planos, é produzido um envelope de movimento 3-D. Este representa a amplitude máxima de movimento da mandíbula. Este representa a amplitude máxima de movimento da mandíbula.

A superfície superior do envelope é determinada pelos contactos dentários.
Os ligamentos e a anatomia das articulações determinam principalmente os outros limites.

4. DEBATE SOBRE O CONCEITO DE EIXO DE CHARNEIRA

PONTOS DE REFERÊNCIA

PONTOS DE REFERÊNCIA POSTERIORES

O método arbitrário é uma técnica aceite para localizar o eixo da charneira mandibular. Embora muitos estudos tenham comparado vários pontos arbitrários do eixo da dobradiça com a localização cinemática, não existe consenso quanto ao ponto arbitrário que se situa mais próxima e consistentemente no eixo cinemático ou perto dele.

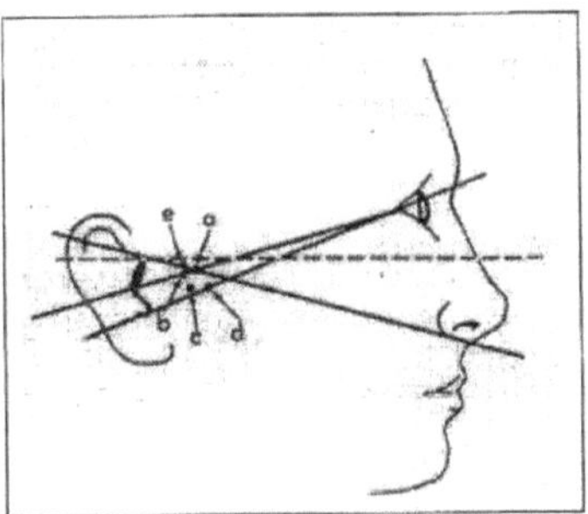

Pontos de eixo arbitrários: a. Ponto de Beyron; b. Ponto de Gysi; c. Ponto de Bergstrom; d. Ponto de Teteruck e Lundeen; e e. Ponto experimental. A linha a tracejado representa o plano horizontal de Frankfort

Vários pontos de eixo de articulação arbitrários:

Name	Location
Denar	12mm anterior to posterior border of tragus and 5mm inferior to line extending from the superior border of tragus to OCE.
TSN	12mm anterior to center of TAM and 2mm Frankfort plane.
	12mm anterior to center of EAM and 2mm inferior to porion-canthus line.

Whip-Mix	According to the design of their ear-bow in anteroposterior direction at anterior wall of EAM and in superior-inferior direction approximately at level of most prominent point of posterior border of tragus.
Prothero	On line from superior margin of EAM to OCE interacting with line 13 edge of EAM according to Rachey condyle marker.
Barndrup-Wognsen	12mm anterior to most prominent point of posterior border of tragus on line from it to OCE.
Beryon	13mm anterior to posterior margin of tragus online from the center of tragus to OCE.
Gysi	13mm anterior to anterior margin of EAM on line from superior margin of EAM to OCE.
Bergstrom	10mm anterior to center of spherical insert of his face-bow and 7mm below Frankfort plane.

PONTOS DE REFERÊNCIA ANTERIORES

Três pontos no espaço determinam a posição do molde maxilar num articulador; o dentista preocupa-se mais frequentemente com a seleção dos dois posteriores dos três pontos de referência. A seleção do ponto anterior do plano espacial triangular determina qual o plano da cabeça que se tornará o plano de referência quando a prótese estiver a ser fabricada. O dentista pode ignorar mas não pode evitar a seleção de um ponto anterior. O ato de fixar um molde maxilar a um articulador relaciona o molde com o eixo da dobradiça do articulador, com a orientação anterior e com o plano médio do articulador. O ato adquire maior importância com a utilização de um terceiro ponto de referência constante. Quando são utilizados três pontos, a posição pode ser repetida, de modo a que diferentes moldes maxilares do mesmo doente possam ser posicionados no articulador na mesma posição relativa às guias de controlo final.

SELECÇÃO DE UM PONTO DE REFERÊNCIA ANTERIOR.

Ao selecionar o plano de referência, o dentista deve ter conhecimento dos seguintes pontos anteriores e a razão para a seleção de cada um:

1. Orbitale: No crânio, a orbitale é o ponto mais baixo do rebordo infraorbitário. Num doente, pode ser palpado através dos tecidos sobrejacentes e da pele sobre a órbita. Dois pontos posteriores, que determinam o eixo horizontal de rotação, definem o plano axial-orbitário. A relação dos maxilares com este plano irá baixar ligeiramente o molde maxilar anteriormente em relação à posição que seria estabelecida se fosse utilizado o plano horizontal de Frankfort. Na prática, o plano axial-orbital é utilizado devido à facilidade de localizar a marcação e porque o conceito é fácil de ensinar e compreender.

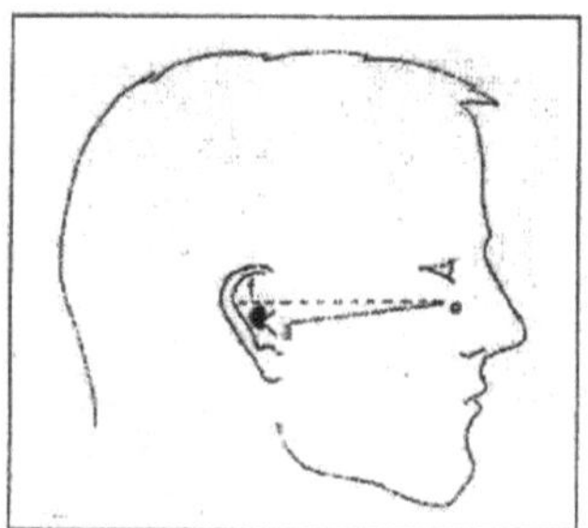

2. Orbitale menos 7mm: O plano horizontal de Frankfort passa por ambos os poros e por um ponto orbital. Uma vez que o poro é um ponto de referência do crânio, Sicher recomenda a utilização do ponto médio do bordo superior do meato auditivo externo como ponto de referência craniano posterior num doente. O articulador arcon de Bergstrom compensa automaticamente este erro, colocando o índice orbital 7 mm mais alto do que o eixo horizontal do condvlar.

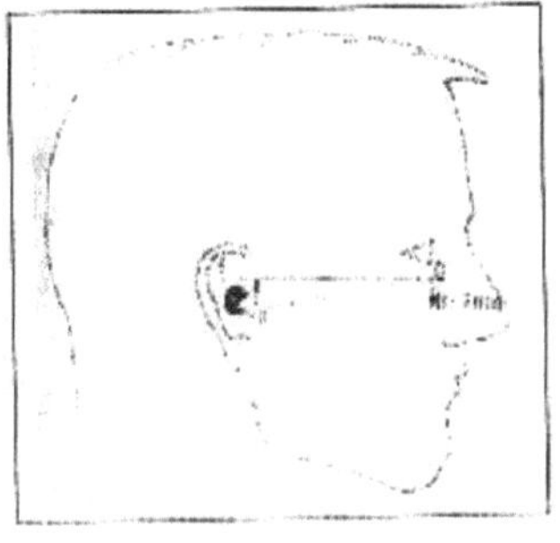

Facial land mark (0-7)

3. Nasion menos 23mm. De acordo com Sicher, outro marco do crânio, o
O násio pode ser localizado aproximadamente na cabeça como a parte mais profunda do
depressão na linha média, logo abaixo do nível das sobrancelhas. O guia Nasion, ou
posicionador, do arco facial de montagem rápida, que foi concebido para ser utilizado
com o articulador Whip-Mix, encaixa nesta depressão.

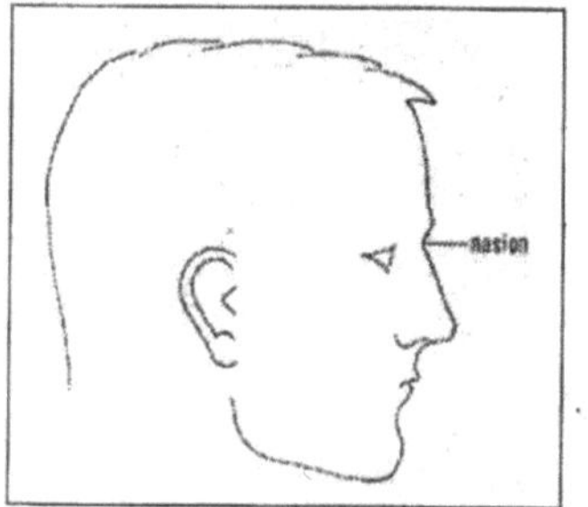

The Nasion

4.   Margem incisal mais o ponto médio do articulador até ao eixo do articulador -
distância do plano horizontal. Guichet enfatizou que uma posição lógica para os moldes
no articulador seria aquela que posicionaria o plano do articulador. Um desvio deste
objetivo pode posicionar os moldes em posição alta ou baixa em relação aos braços e
antebraços do instrumento. Os efeitos destas posições altas ou baixas podem ser relações
oclusais incorrectas devido a alterações dimensionais na pedra artifícial ou no gesso
utilizado para a montagem do molde.

De acordo com este conceito, é medida a distância entre o plano médio horizontal do
articulador e o plano horizontal do eixo do articulador. Esta mesma distância é medida acima dos

bordos incisais existentes ou planeados no paciente, e o seu ponto mais alto é marcado como o ponto de referência anterior na face. O canto interno é utilizado porque é um ponto de referência acessível e imutável na cabeça.

Com esta técnica, a transferência face-bow transportará os pontos de referência posteriores pré-determinados e este ponto de referência anterior para o plano horizontal-eixo do articulador.

3. Ala do nariz: Uma parte de muitas técnicas de prótese completa é tornar o plano oclusal provisório ou atual paralelo ao plano horizontal. Uma linha desde a asa do nariz até ao centro do meato auditivo descreve a linha de Camper. Augsburger concluiu, numa revisão, que o plano oclusal é paralelo a esta linha, com pequenas variações em diferentes formas faciais.

Outros pontos de referência intra-orais, a estética, a consideração das cristas residuais e os factores de orientação da língua e da bochecha podem alterar o plano oclusal final.

Também quando se relaciona o molde maxilar no espaço com um plano de referência horizontal, os planos de referência são normalmente pensados e vistos a partir do aspeto lateral. Quando vistos a partir do aspeto frontal, também existem linhas de referência. A linha interpupilar, a linha de charneira e uma linha transversal através das superfícies oclusais são três linhas de referência comuns na vista frontal. As duas últimas são observadas no articulador. Geralmente, estas três linhas não são paralelas.

Um plano oclusal que seja paralelo à linha interpupilar será agradável à vista do observador. Não se pode garantir que um plano oclusal paralelo ao eixo da charneira tenha a mesma aparência agradável.

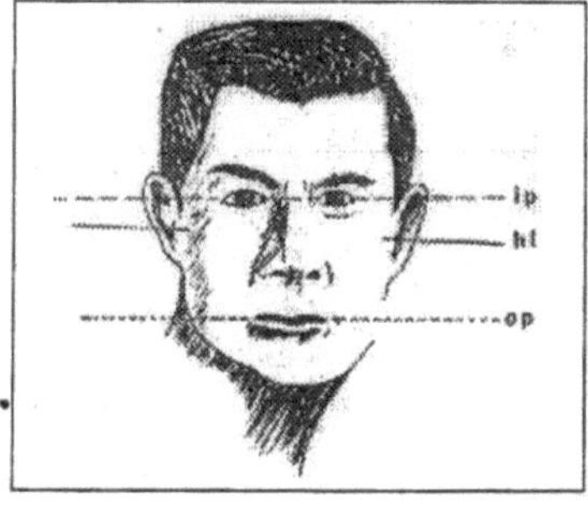

Frontal view reference line. *ip*, Interpupillary line. *hi*, Hinge line. *op*, transverse line across occlusal surfaces.

VÁRIAS ESCOLAS DE PENSAMENTO

Desde as primeiras experiências, desenvolveram-se quatro grandes escolas de pensamento relativamente ao eixo horizontal. São as seguintes.

Grupo I: Localização absoluta do eixo.

Há quem acredite que existe um eixo transversal definido e que este deve ser localizado com a maior exatidão possível. McCollum, Stuart & Lucia acreditam que o eixo da dobradiça é um componente de cada movimento mastigatório e não pode ser desconsiderado. Os investigadores que adoptaram este conceito estabeleceram um ponto de reorientação repetível a partir do qual se podem obter as informações e relações acima referidas.

Grupo II: Localização arbitrária do eixo.

O segundo grupo inclui aqueles que acreditam que a localização arbitrária não vale o efeito adicional. Craddock, por exemplo, afirmou que a procura do eixo, para além de ser problemática, não tem mais do que interesse académico. No entanto, este grupo acredita na localização do eixo.

Grupo III Não crentes nas localizações do eixo transversal.

Há ainda um terceiro grupo que considera impossível localizar com exatidão a posição da dobradiça terminal. Lauritzen e Watford confirmam este facto, e Kurth e Feinstein, utilizando um articulador e um alcance de 2 mm. Este poderia ser considerado um ponto de rotação ou de não-movimento. O movimento de abertura e fecho foi limitado a cerca de 10 a 11 graus. Borgh e Posselt não conseguiram registar o eixo num articulador Hanau H modificado sem erros. Os erros eram de 1 a 5 mm numa abertura de 10 a 15 graus.

Beck propôs outra razão para duvidar da validade da localização do eixo da dobradiça. Ele afirma que pode haver muitos movimentos compensatórios do côndilo para além da rotação pura, e que estes movimentos compensatórios são movimentos de translação e deslocamento lateral que estão integrados com o movimento de rotação. Conclui que os movimentos de abertura e fecho de um articulador, que gira em torno de um único eixo, não podem repetir o movimento de abertura e fecho da dobradiça da mandíbula, juntamente com os seus movimentos fragmentários. Por conseguinte, uma posição arbitrária da dobradiça terminal seria ou poderia ser tão exacta como uma posição localizada com um arco facial cinemático.

Grupo IV Rotação de eixo dividido

Estes são os adeptos da teoria transográfica. Acreditam no "eixo dividido" com o qual cada côndilo roda independentemente do outro.

Slavens afirma que "por definição, um eixo é sempre uma linha, nunca um ponto. Mais uma vez, por definição, um eixo é invariavelmente perpendicular à trajetória ou plano de rotação que controla. Isto significa que o eixo transversal de cada articulação é uma linha e que ambos são perpendiculares ao mesmo plano de rotação de abertura e fecho. O significado do facto de estes dois eixos transversais nunca estarem simetricamente posicionados na mesma cabeça torna-se "incontornável". Sendo perpendiculares ao mesmo plano de rotação, são paralelos entre si, mesmo que estejam posicionados assimetricamente e, por definição, as rectas paralelas nunca se encontram".

EIXO ÚNICO OU MÚLTIPLO

Por volta de 1950, o Dr. William Bransted, o Dr. Raymond Gravy e o Dr. Robert Okey realizaram uma experiência, que deveria demonstrar a presença de um eixo único.

O Dr. Arne Lauritzen, trabalhando com um grupo de estudo em 1957, repetiu a mesma experiência e chegou à mesma conclusão.

Em 1959, o comité da Grande Academia de Prótese Dentária de Nova Iorque repetiu esta experiência e concluiu que existia apenas um eixo transversal através de ambos os côndilos. Mais tarde, Lucia também realizou experiências extensas e concluiu a presença de um único eixo.

McCollum e Stuart afirmaram que só quando uma única THA sai é que os registos de RC podem ser feitos com um VD de oclusão aumentado.

Os conceitos transográficos postulavam a existência de 2 eixos materialmente independentes e não colineares. Trapozanno & Lazzari apoiam esta teoria. Mais tarde, Wienberg 7' realizou experiências para apoiar esta teoria transográfica.

Concluíram que existem eixos múltiplos e que a sua presença abre o campo para conjecturas interessantes. Aull discutiu a impossibilidade da presença de um AH dividido, ou de um AH diferente para cada côndilo actuando simultaneamente. Harry Page, nas suas experiências de 1979, também apoiou os pontos de vista acima referidos.

Não desafiam o conceito básico, mas consideram que o movimento de rotação ocorre de uma forma diferente da que é habitualmente considerada como ocorrendo no tipo de movimento. Trata-se de um movimento de dobradiça de tipo tangencial que ocorre entre uma extensão móvel e uma superfície fixa (côndilo e fossa glenoide).

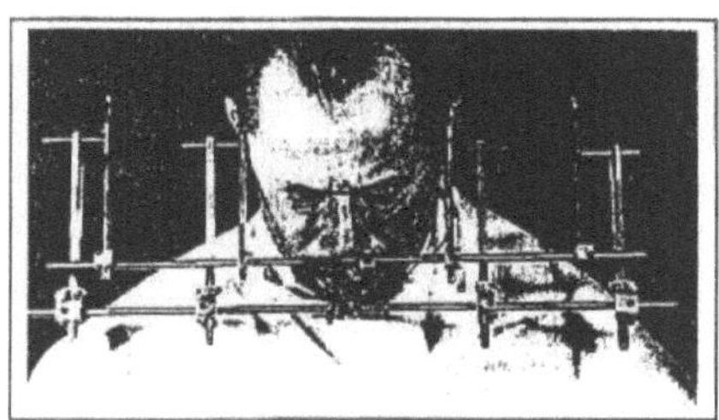

O eixo da <u>dobradiça</u> foi localizado. Repare que os estiletes se assemelham a trampolins
Todos eles são paralelos entre si, mas
nenhum deles está no mesmo eixo.

EFEITOS DA ASSIMETRIA DOS PONTOS DE EIXO:

- **Superoinferior:** Quando se utiliza um eixo cinemático para transferir um molde para um articulador, a assimetria anatómica dos pontos contra-laterais resultará em certas distorções quando esse eixo é transferido para um articulador onde o eixo mecânico produz simetria. Se a distorção for uma diferença nas relações superior-inferior, então o ponto mais inferior deve ser elevado até ao nível do ponto contra-lateral no articulador (exceto em transografias). Quando são fabricadas restaurações anteriores no instrumento ou é estabelecido um plano oclusal, o topo da bancada e a linha de base das restaurações são paralelos. Quando as restaurações são devolvidas à boca, o plano inclina-se para cima em direção ao eixo localizado superiormente. Este problema pode ser resolvido levantando a base do articulador para encontrar o eixo mais superior e permitindo que a haste anterior do arco de transferência permaneça horizontal.

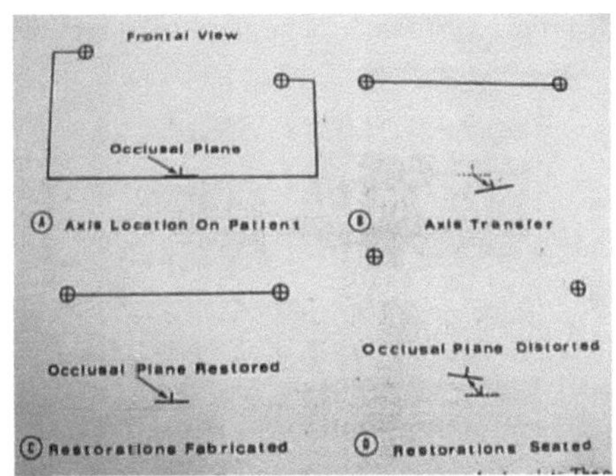

- **Anteroposterior:** Quando a assimetria é anteroposterior, ou seja, quando um ponto está mais afastado do tragus do que o outro, os moldes são deslocados no plano horizontal e a linha média dos moldes pode ser deslocada em relação à face. A linha média é então deslocada para o eixo mais posterior na sequência de paciente-transferência-restauração-inserção.

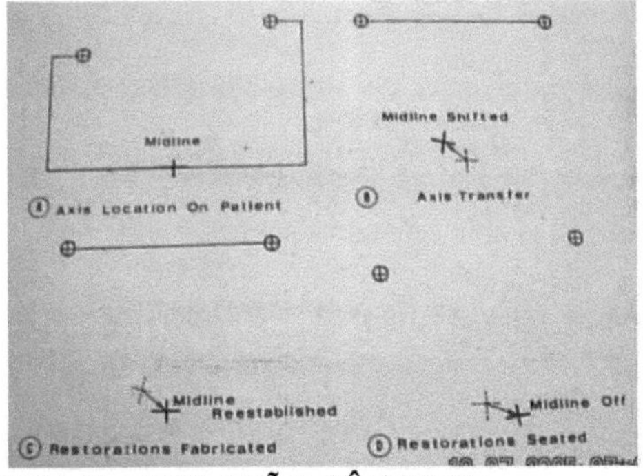

O EIXO DA DOBRADIÇA E A RELAÇÃO CÊNTRICA

Para garantir um registo inter-oclusal cêntrico, tentamos "congelar" o fecho da dobradiça terminal numa abertura vertical conveniente. Sem o eixo da dobradiça, não seria possível obter um registo inter-oclusal cêntrico preciso, uma vez que, para obter esse registo, o suporte de registo não deve ser penetrado pelos dentes ou pelos rebordos de oclusão. Para evitar a penetração (pelo menos nos casos dentados), devemos obter o nosso registo interoclusal cêntrico numa relação aberta e, se não estivermos nos mesmos arcos de fecho, os nossos esforços serão inúteis. É impossível verificar um registo inter-oclusal cêntrico sem uma montagem de eixo.

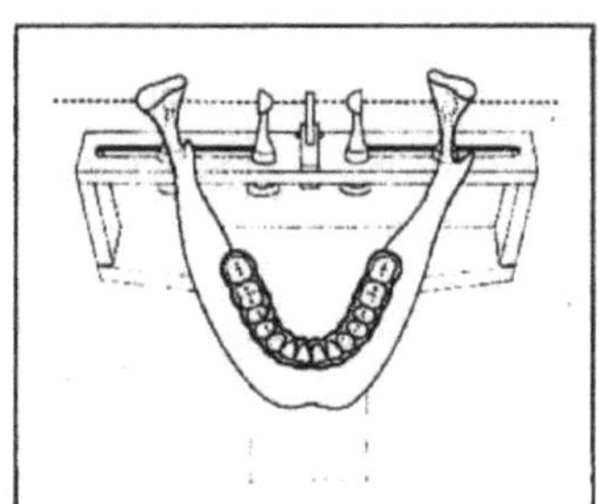

Eixo de articulação do maxilar inferior coincidente com o eixo de articulação do articulador.

LOCALIZAÇÃO DO EIXO DA DOBRADIÇA

Foram utilizados diferentes métodos para localizar e transferir o eixo da dobradiça para o articulador.

A primeira localização cinemática real foi desenvolvida através do projeto California

A sociedade gnatológica sob a liderança de McCollum e o crédito pela ideia da localização mecânica de um eixo foi dado ao Dr. Robert Harlan. A primeira localização utilizou um arco facial de Snow modificado e consumiu cerca de 8 horas.

O eixo transversal de rotação pode ser localizado por meio de um instrumento denominado "Face-Bow".

Definição (GPT-7): Um instrumento semelhante a um paquímetro utilizado para registar a relação espacial da arcada maxilar com um ou mais pontos de referência anatómicos e, em seguida, transferir a relação para o articulador.

Partes de um arco facial:

- **Armação em forma de U: Suficientemente** grande para se estender desde a região da
  ATM até uma posição 2-3 polegadas à frente do rosto e suficientemente larga para evitar
  o contacto com os lados do rosto.

- **Hastes condilares ou auriculares:** As hastes condilares entram em contacto com a pele
  sobre a região da ATM, enquanto os auriculares são inseridos no meato auditivo externo.

- **Forquilha de mordida:** É fixada ao rebordo oclusal.

Classificação dos arcos faciais:

1. Arco facial arbitrário: a) Tipo de fáscia.

   b) Tipo de auricular.

2. Arco facial cinemático.

Arco facial arbitrário:

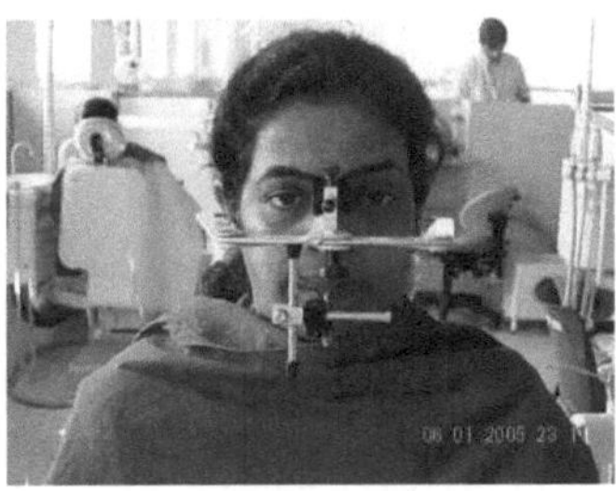

- Utilizar pontos arbitrários ou aproximados na face como pontos de referência
  posteriores.

- As hastes condilares são posicionadas nestes pontos pré-determinados durante o
  procedimento de transferência do cotovelo facial.

- O tipo de arco facial mais utilizado e é suficiente para o fabrico da maioria das próteses completas, próteses parciais fixas e próteses parciais amovíveis.

- Muitos estudos demonstraram que um pequeno erro na localização terá um efeito negligenciável a nível oclusal.

- Além disso, o "Realeff dos tecidos orais torna desnecessária a localização exacta e a transferência do eixo da dobradiça.

Arco facial cinemático:

- Utilizado para determinar a localização exacta do eixo da dobradiça.

- Instrumento complexo, que exige o fabrico de pinças que têm de ser fixadas ao maxilar inferior.

- Mais tempo na cadeira. Raramente utilizado para procedimentos protéticos de rotina.

- Requer a utilização de eixos condilares extensíveis no articulador, uma vez que a distância intercondilar do articulador é fixa.

- As hastes condilares extensíveis são alargadas para se encontrarem com as pontas do arco facial. Se, em vez disso, as pontas do arco facial forem alargadas, perde-se o verdadeiro eixo da articulação. Isto deve-se ao facto de o arco facial cinemático não estar montado de forma perfeitamente simétrica no doente. Como resultado, as pontas estão localizadas no eixo da dobradiça, mas não são paralelas ao eixo da dobradiça. Com qualquer extensão das pontas, estas não estarão localizadas no eixo da dobradiça.

Em 1957, Posselt analisou o movimento transversal da dobradiça através de construção geométrica a partir de roentgenogramas de perfil, pontos de eixo registados por meio de arco facial cinemático e verificados por roentgenogramas de perfil e também por medições gnatisiométricas. O Gnathothesiometer é um aparelho que se revelou útil para a medição da posição da mandíbula. Este aparelho permite efetuar medições (em três pontos) nos três planos principais em moldes livremente móveis do direito inferior.

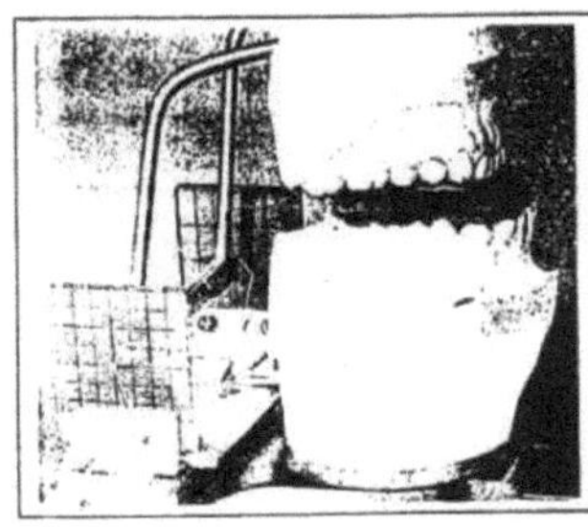

Em 1970, Knapp desenvolveu um dispositivo de medição utilizando 6 potenciómetros como sensores.

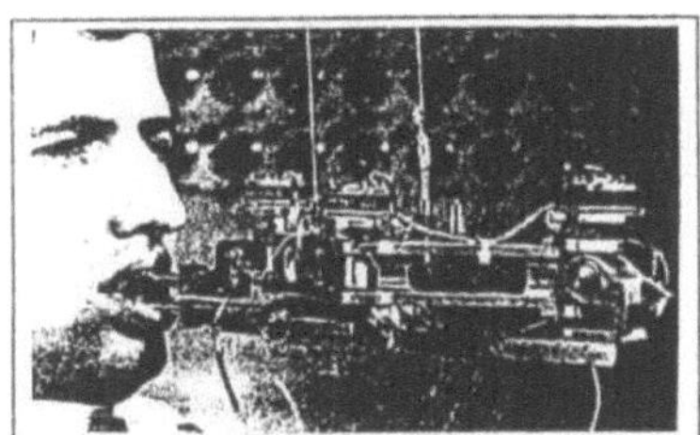

Dispositivo de deteção cimentado nas superfícies vestibulares dos dentes

Long, em 1970, utilizou um dispositivo intra-oral para localizar o eixo transversal da charneira e utilizou um Buhnergraph para verificar os registos. Encontrou erros quer na localização quer na sua transferência para o articulador, que corrigiu deslocando o eixo de registo para o Buhnergraph e até que os registos feitos por este coincidissem.

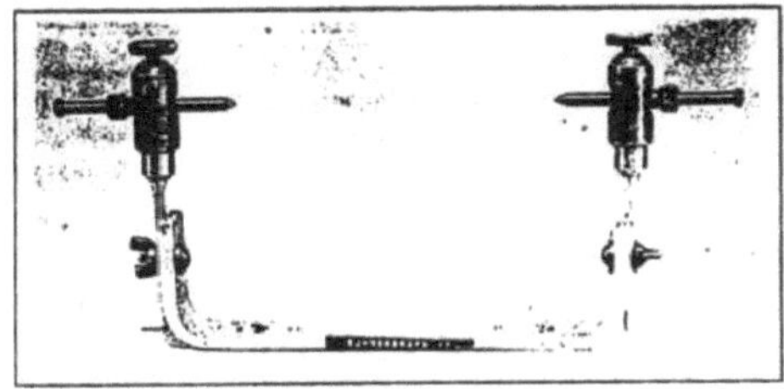

A simulação em computação gráfica foi desenvolvida em 1978 para mostrar os efeitos dos parâmetros de movimento mandibular dos dentes maxilares e mandibulares no plano oclusal, que podem ser observados graficamente no plano horizontal.

Em 1979, Jackson utilizou um traçado pantográfico utilizando o Pantógrafo Denar para registar o movimento mandibular.

Beard e Clayton, em 1981, conceberam um localizador do eixo da charneira modificado, muito semelhante ao utilizado por Trapozzano e Lazzari, mas com várias pontas. Os resultados obtidos com este aparelho apoiavam a teoria do eixo único.

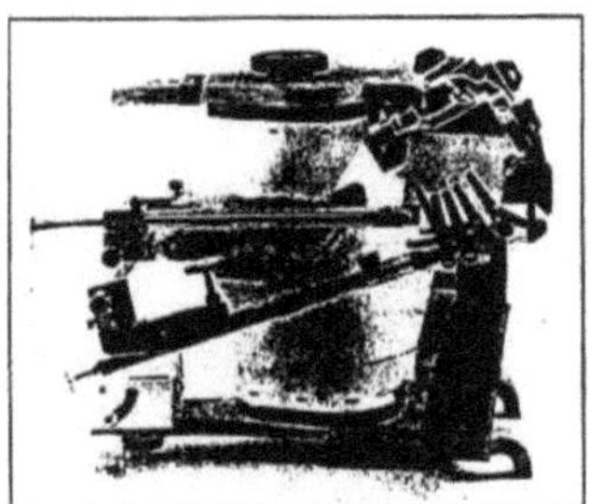

Conjunto de embraiagens, bandeira e registador de eixo de dobradiça no articulador na fase laboratorial do estudo

Hobo et al, em 1983, desenvolveram um novo dispositivo eletrónico de medição capaz de medindo 6 graus de liberdade com uma exatidão de ±0,06mm.

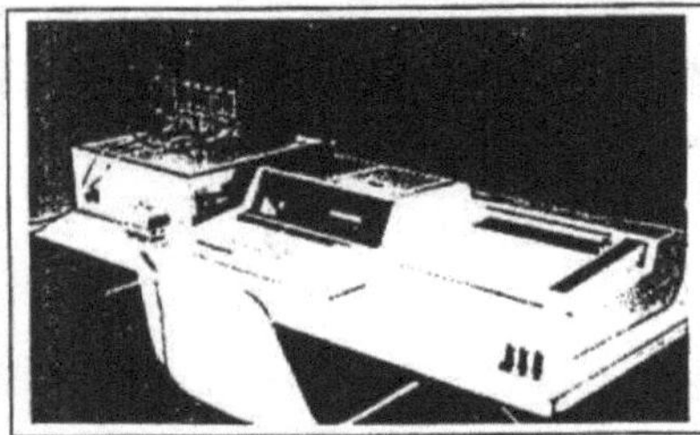

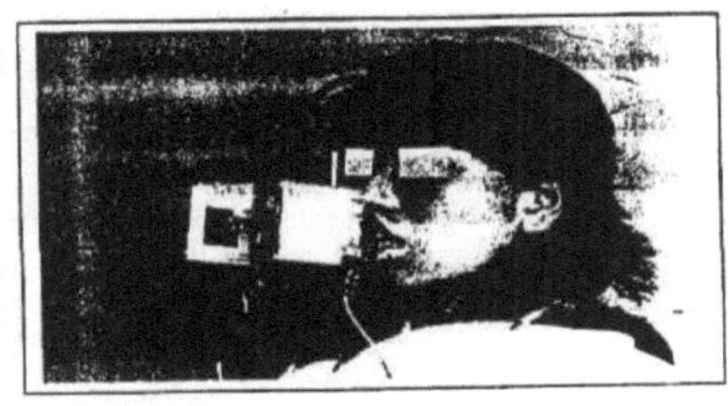

Sensor attached to patient

No ano de 1988, Getz" et al utilizaram um estilete de registo duplo (a uma distância de 2-4 polegadas da área estimada do eixo) para identificar o verdadeiro eixo de rotação.

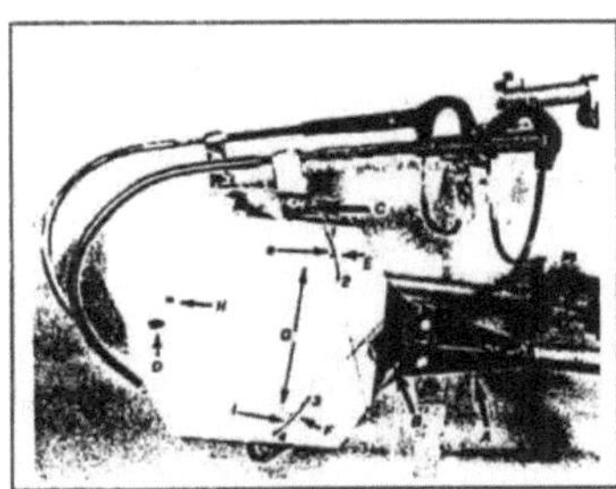

Bowley[17] et al em 1990 utilizaram um mini gravador Denar.

Em 1992, o eixo da dobradiça terminal foi localizado nos indivíduos utilizando o Axiotron, um axiógrafo computorizado de Kinderknecht et al. Nos últimos anos, houve muito poucas experiências que utilizaram técnicas mais recentes.

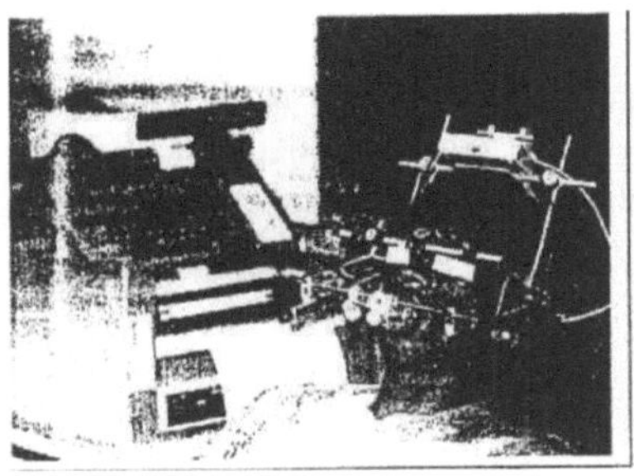

Computerized
AXIOGRAPH (Axiotron)

TÉCNICA DE LOCALIZAÇÃO DO EIXO DA DOBRADIÇA

A localização e a transferência do eixo da dobradiça não são procedimentos muito difíceis, mas devem ser efectuados com muito cuidado, pois constituem a base para muitos outros procedimentos.

É cimentado um plano de referência ou uma embraiagem nos dentes inferiores com Truplastic. São colocadas bandeiras com linhas gráficas no lado da face sobre as áreas dos côndilos para eliminar qualquer distração do movimento da pele. Estas bandeiras podem ser fixadas aos maxilares por meio de uma barra transversal e de uma embraiagem maxilar, ou podem ser mantidas no lugar por uma armação de cabeça ou outro dispositivo. Uma barra transversal é fixada à placa de referência inferior ou à embraiagem.

Os braços laterais ajustáveis são colocados na barra transversal inferior com os estiletes na proximidade dos côndilos. O doente deve agora ser instruído *sobre o movimento do tipo dobradiça. A parte pivotante do compasso encontra-se no centro de rotação do côndilo do doente. A ponta do estilete é a parte de traçado do compasso. Se colocarmos o ponto de traçado exatamente no ponto de rotação, não haverá arco no ponto de traçado. À medida que nos aproximamos do centro, os arcos tornam-se mais pequenos e é necessário um pouco mais de arco para ampliar o arco.

Se houver algum arco, continuamos a ajustar até que desapareça completamente. O centro do eixo deve ser localizado em cada lado. O que estamos a localizar é a ação da dobradiça no lado da face. É um ponto no eixo da dobradiça e não o centro de rotação efetivo. O centro efetivo situa-se a cerca de 10 ou 11 mm medialmente a esta localização.

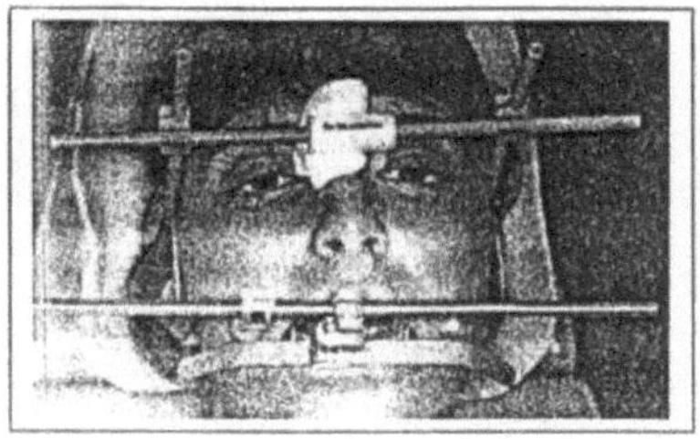

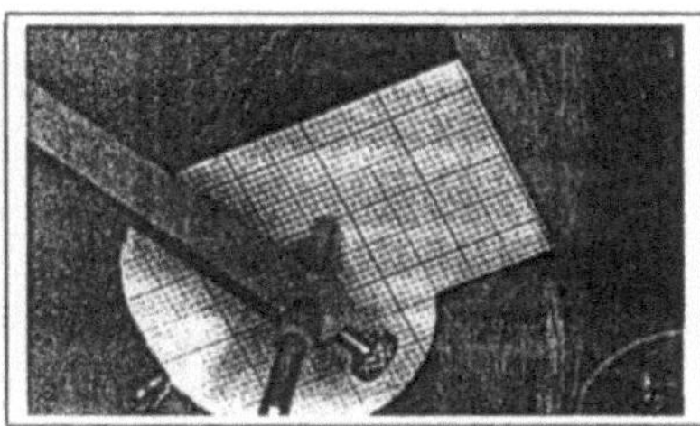

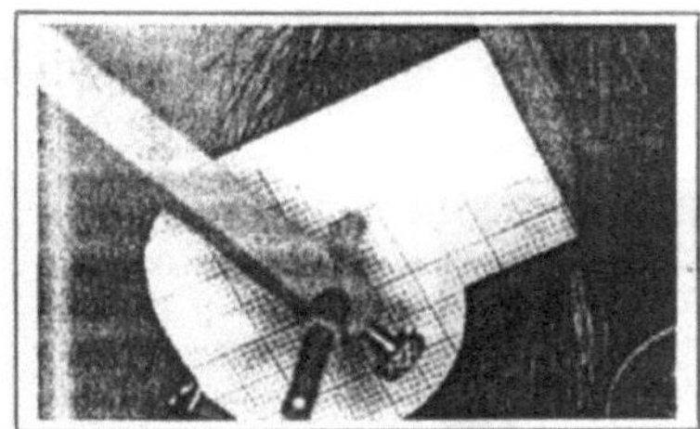

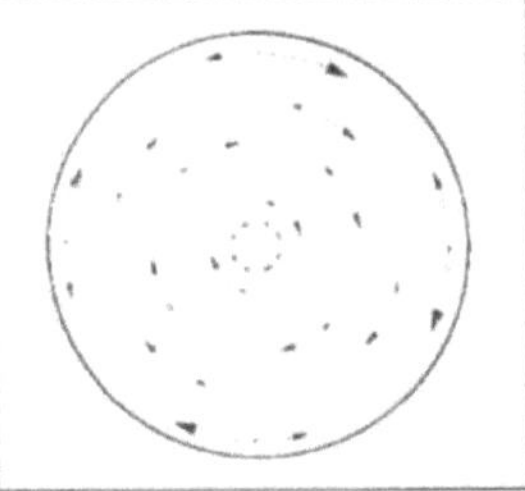

MARCANDO A LOCALIZAÇÃO DO EIXO NO PACIENTE:

Quando estivermos convencidos de que localizámos estes pontos no eixo, o meio de marcação, como um lápis indelével, é esfregado na extremidade do estilete. Certificamo-nos de que o doente está na posição de articulação terminal e, em seguida, pedimos-lhe que mova a cabeça para fora do encosto de cabeça, certificando-nos de que não sai também da posição de articulação terminal. O estilete é empurrado suavemente contra o rosto do doente para transferir o ponto para a pele. Estas marcas são tornadas permanentes utilizando uma agulha especial e um pouco de corante de marcação cor-de-rosa -sulfureto de mercúrio.

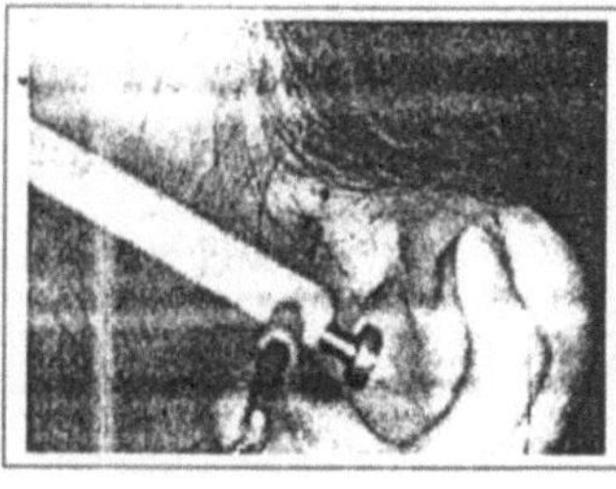

Conventional Method of tattooing

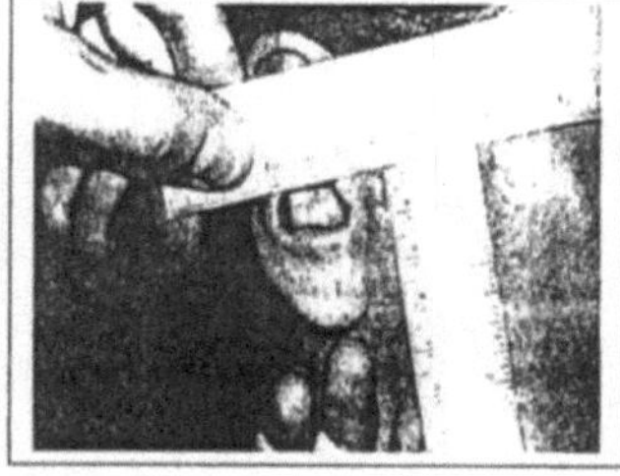

Non-tattooing method

Gordon apresentou uma técnica alternativa para registar o ponto de eixo localizado através de um método sem tatuagem.

5. PASSOS PARA UTILIZAR UM ARCO FACIAL DE MONTAGEM RÁPIDA E UM ARTICULADOR WHIPMIX (8500)

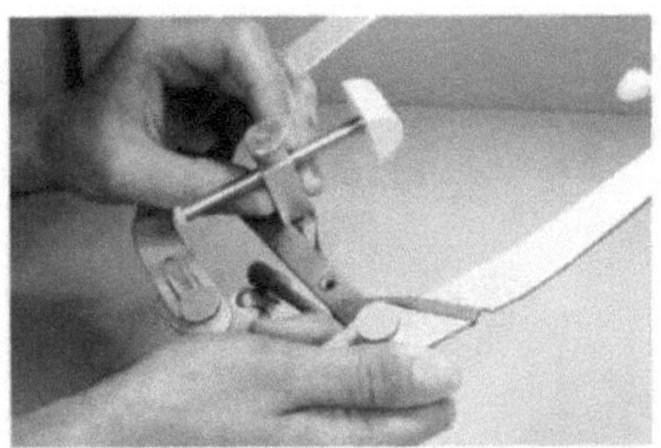

Posicionar o Relator Nasion na barra transversal do arco facial.

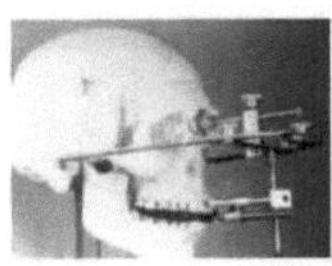
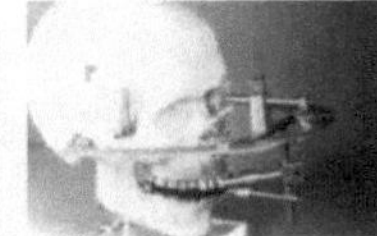
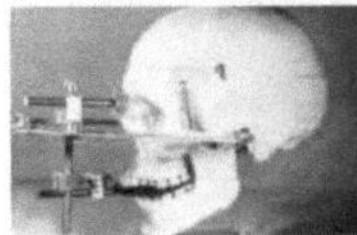

Arco facial "QUICKMOUNT" em posição no crânio humano.

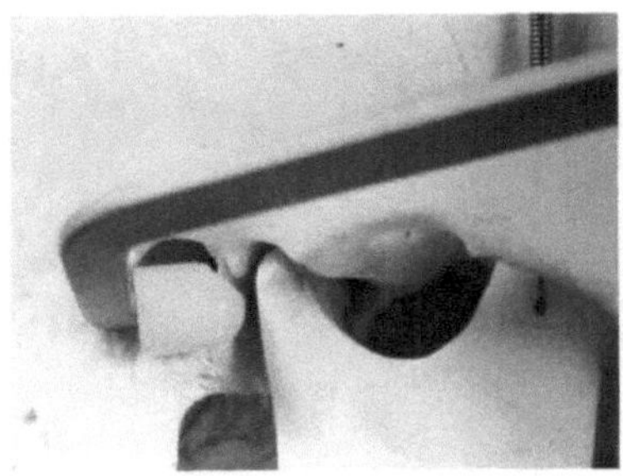

Mostra a relação entre o auricular do arco facial e o côndilo.

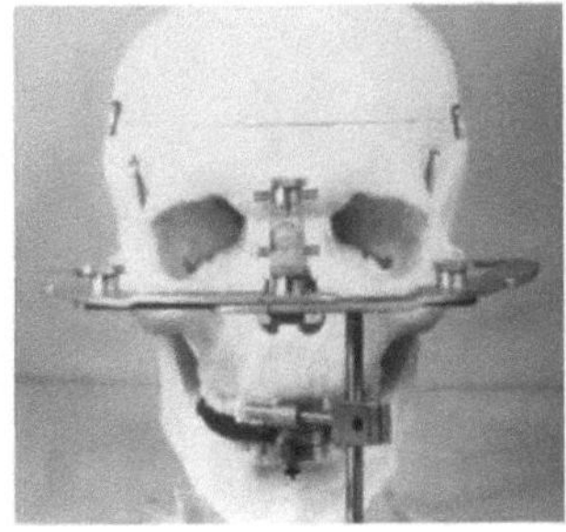

Enquanto o arco facial está colocado, a largura do côndilo é determinada pela marcação na frente do arco facial - médio neste caso.

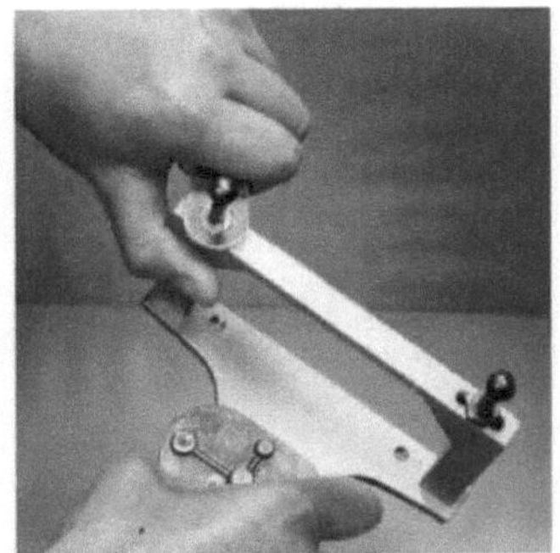

Os elementos do cônd lo são deslocados para os orifícios centrais da estrutura inferior para corresponder ao registo "médio".

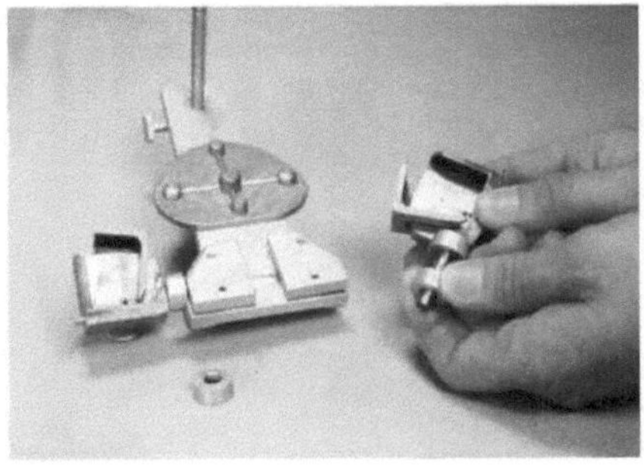

Para ajustar a estrutura superior do articulador à largura média, é retirado um espaçador do eixo da guia condilar de cada lado.

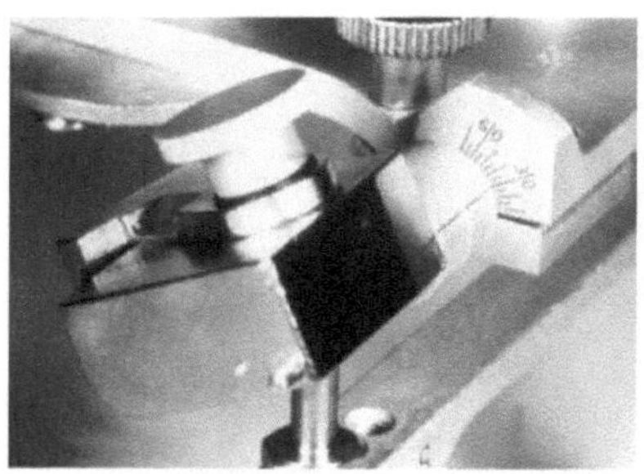

As guias condilares são colocadas numa angulação de 30° em preparação para receber o registo face-bow.

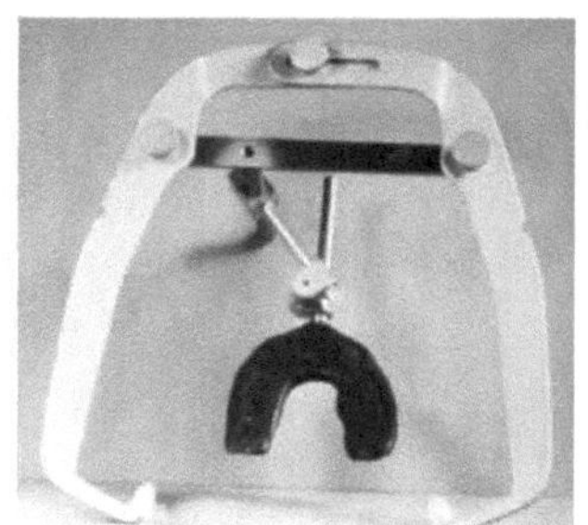

O registo face-bow "QUICKMOUNT" dos dentes maxilares está bloqueado na posição.

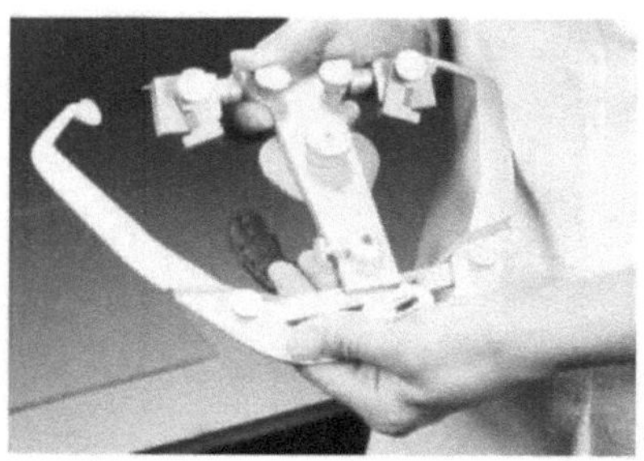

Transferência do registo do arco facial para o articulador: - Os orifícios dos auriculares são colocados nos pinos que saem das guias condilares do articulador.

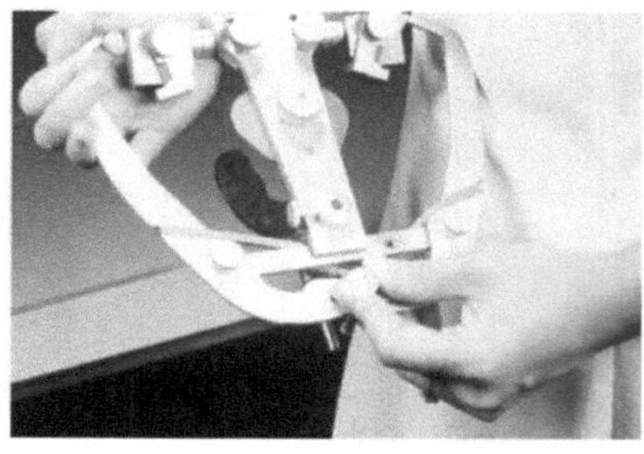

Segurando os braços do arco facial firmemente no lugar, os três parafusos de bloqueio são apertados.

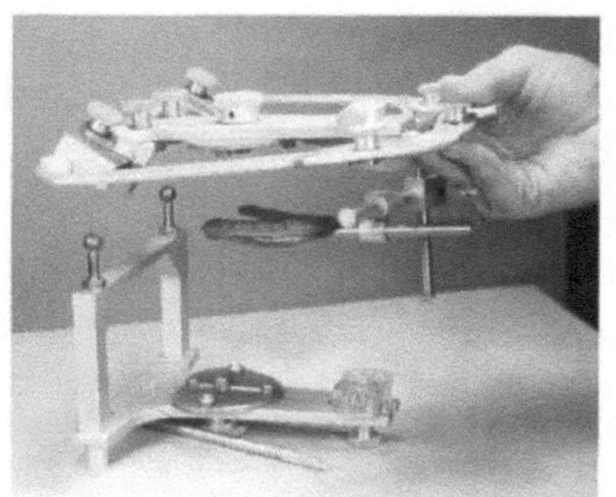

A estrutura inferior do articulador é utilizada como suporte para o registo do arco facial e a estrutura superior do articulador durante a montagem do molde superior.

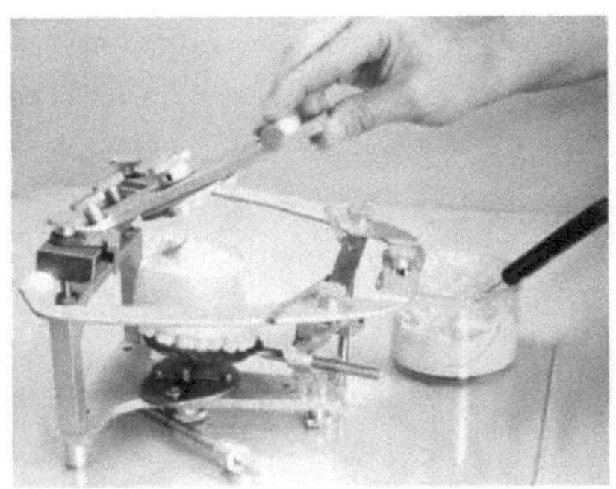

O molde superior é colocado no registo do arco facial

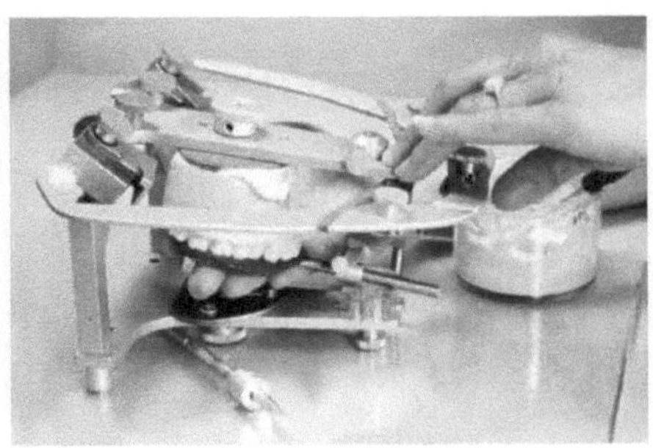

Enquanto se apoia a forquilha do arco facial, o braço superior do articulador é baixado até tocar na barra transversal do arco facial.

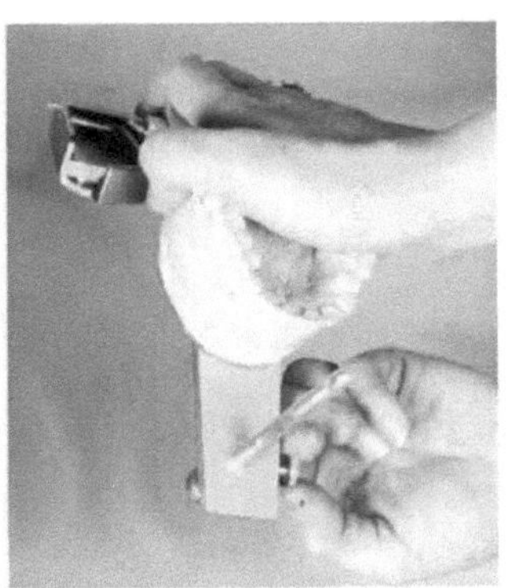

Quando a Mounting Stone estiver endurecida, o pino guia Incisal é recolocado no membro superior do articulador.

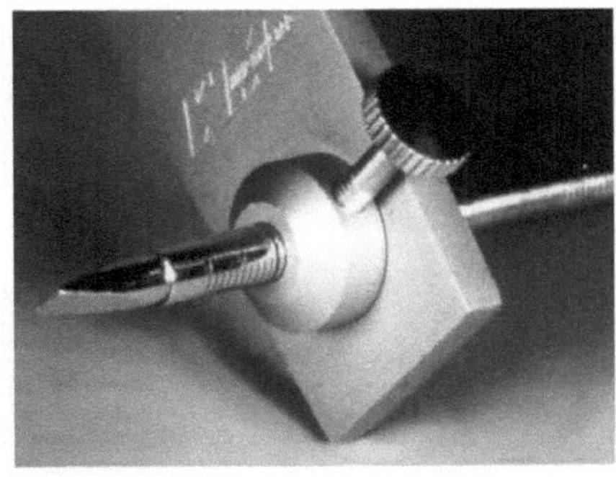

• A linha que circunda completamente a cavilha-guia, quando está nivelada com a parte superior do seu casquilho de suporte, coloca em paralelo os braços superior e inferior do articulador.

• Este pino deve ser colocado numa abertura de 5 mm para preparar a montagem do molde inferior.

• Colocar a extremidade redonda do pino para baixo se for utilizada uma guia incisal de plástico.

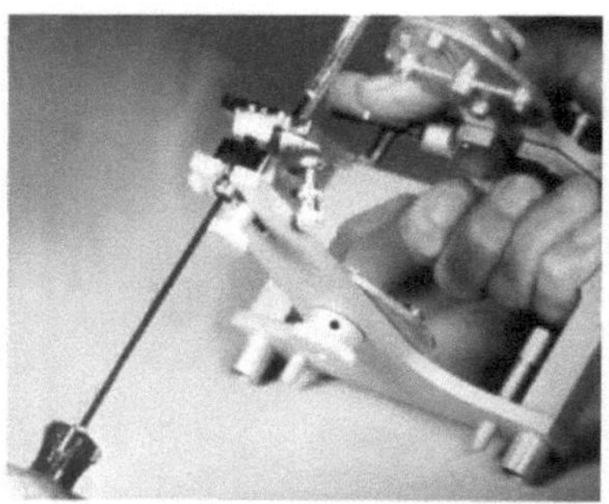

- Se for utilizada a Guia Incisal
Ajustável, é utilizada a extremidade
em forma de cinzel da cavilha guia.

- A guia é posicionada de modo a que
a extremidade do cinzel da cavilha
assente na pequena reentrância no
centro da mesa.

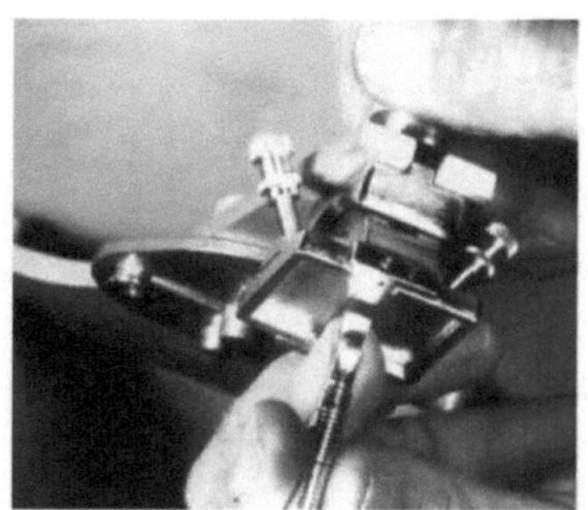

A Mesa Guia Incisal é então
bloqueada no seu lugar com a chave
hexagonal usada com o arco facial.

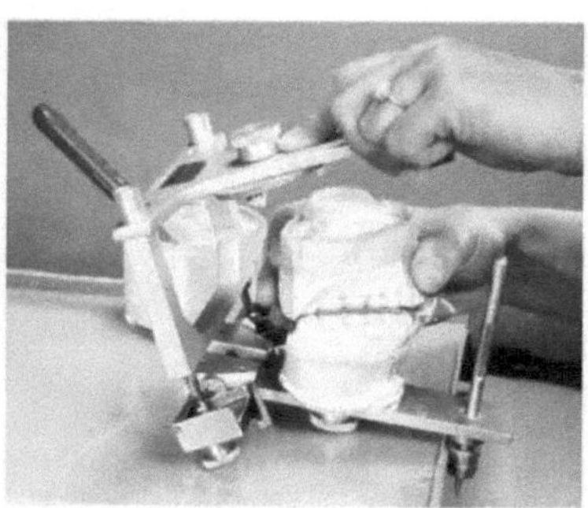

Com o articulador invertido e
utilizando um registo de relação
cêntrica, o molde inferior é
posicionado sobre o molde superior e
o Mounting Stone é aplicado ao
molde e à placa de montagem.

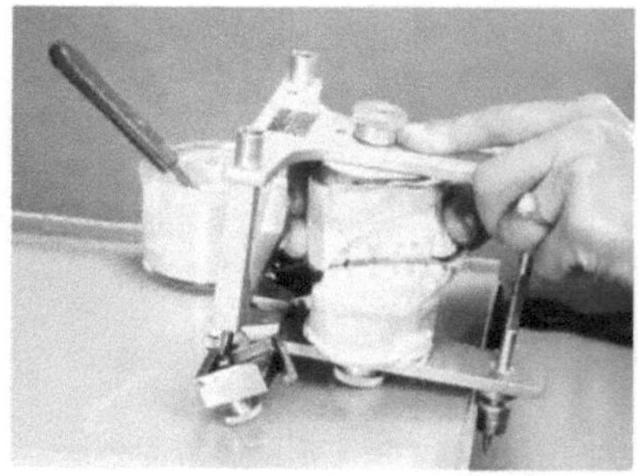

A estrutura inferior é então
empurrada para o seu lugar até que a
guia incisal entre em contacto com os
pinos de guia.

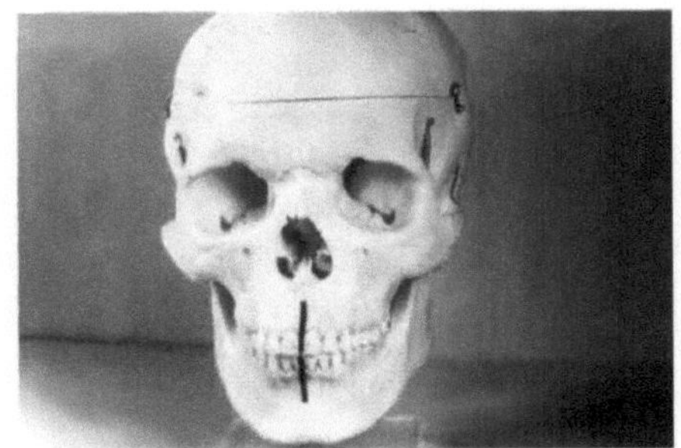

Vista frontal do crânio com os dois maxilares em relação cêntrica.

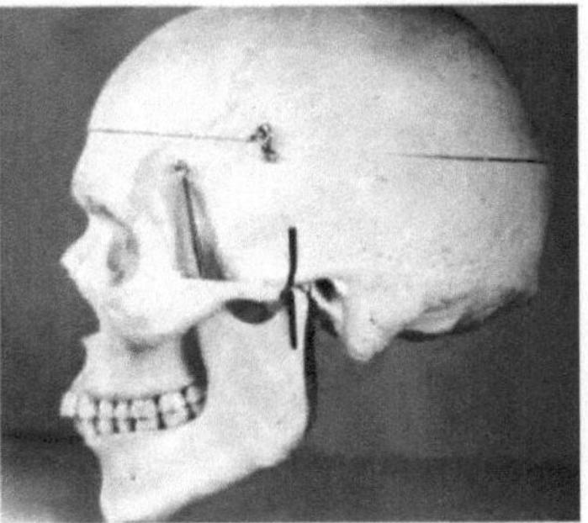

Vista lateral mostrando a posição dos côndilos quando a mandíbula está em relação cêntrica.

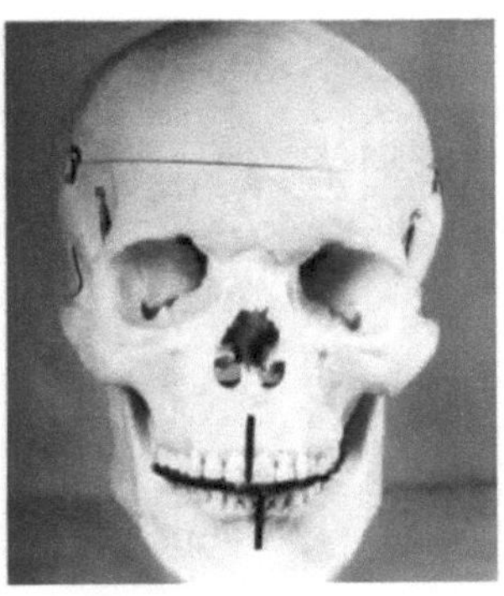

Vista frontal com a mandíbula em excursão lateral esquerda. O registo em cera deste movimento encontra-se entre os dentes superiores e inferiores.

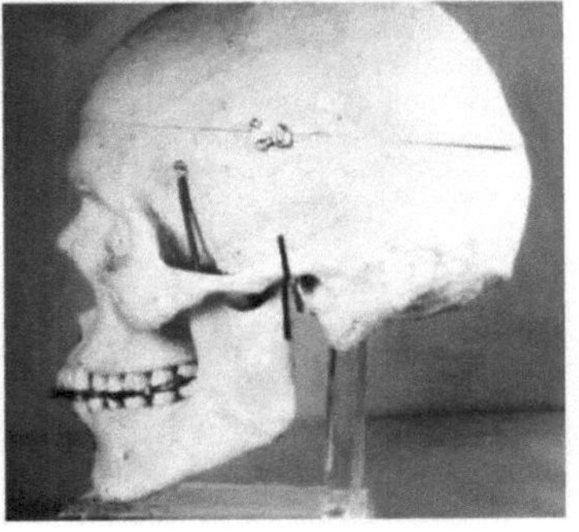

Vista lateral esquerda - com a mandíbula em excursão lateral esquerda, o côndilo esquerdo permanece em posição retruída.

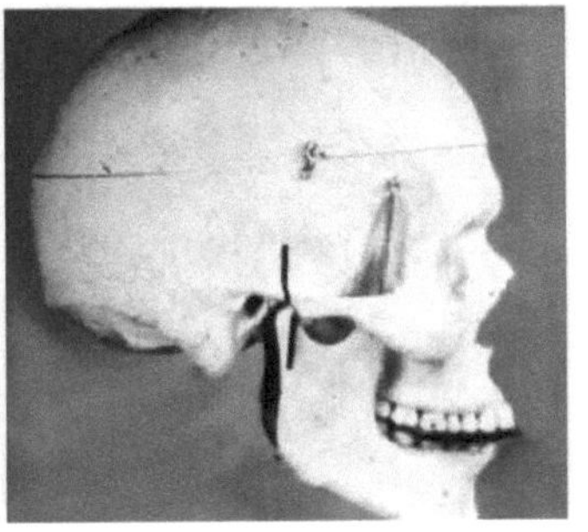

Vista lateral direita - ao mesmo tempo, o côndilo direito move-se para baixo e para a frente.

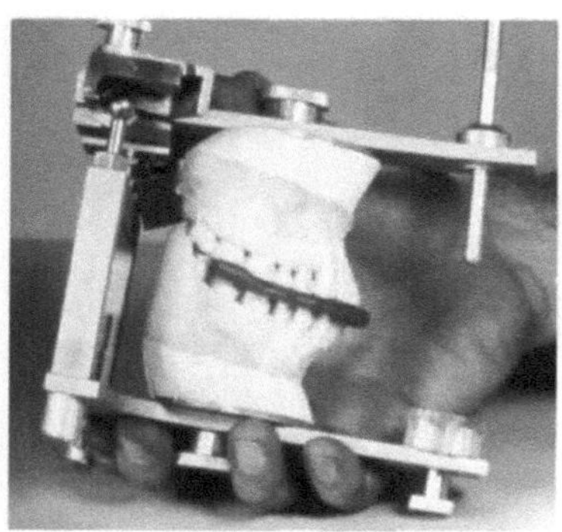

Com este mesmo registo de excursão lateral transferido para os moldes articulados, o côndilo direito do articulador move-se para baixo e para a frente de forma correspondente. (A placa lateral da guia foi cortada para melhorar a visualização)

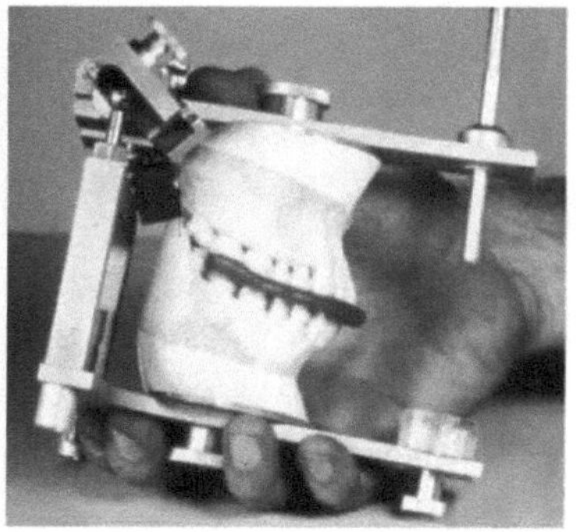

Para fixar este movimento inclinado no articulador, a guia do côndilo é rodada para baixo até tocar no elemento do côndilo, sendo depois bloqueada na posição.

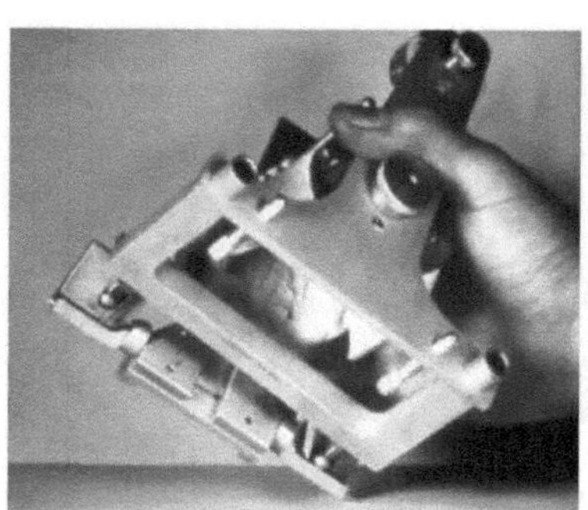

A guia de deslocamento lateral é movida lateralmente até também entrar em contacto com os elementos do côndilo direito, e bloqueada na posição.

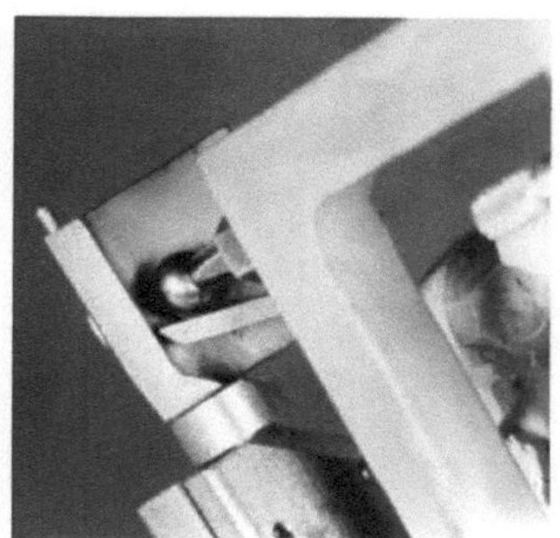

Mudança de posição da corrediça.

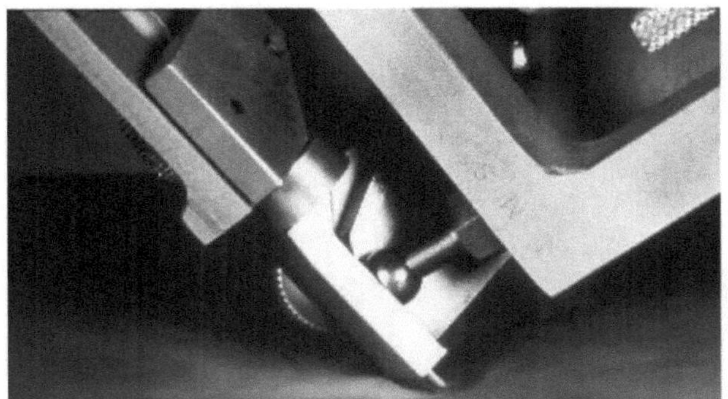

O côndilo esquerdo afastou-se da sua guia de deslocação lateral.

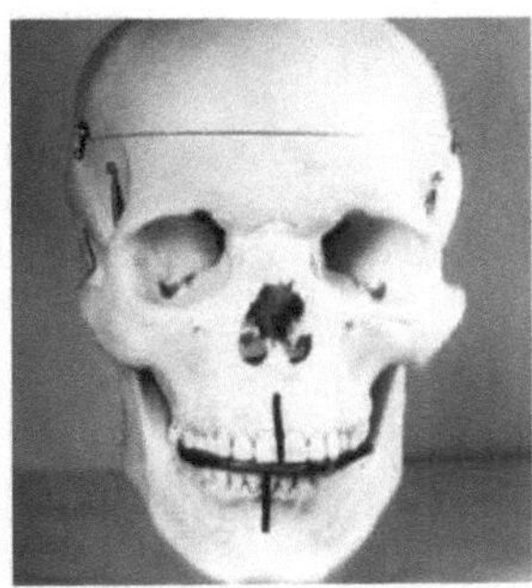

Vista frontal do crânio com a mandíbula em excursão lateral direita.

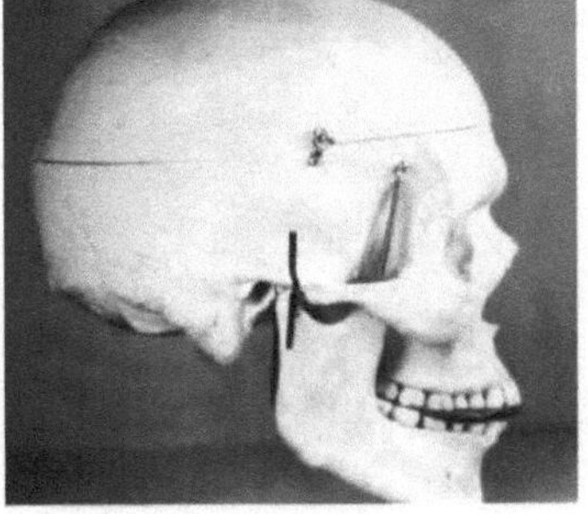

Neste movimento, o côndilo direito permanece na sua posição retruída.

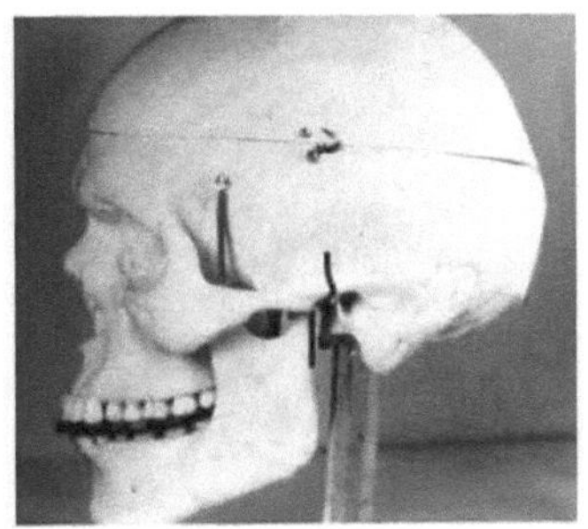

O côndilo esquerdo move-se para a frente e para baixo.

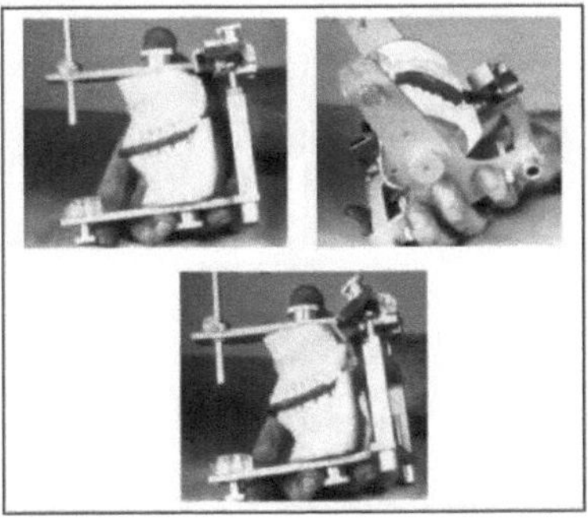

Este registo é transferido para os moldes articulados e a orientação do lado esquerdo do instrumento é ajustada da mesma forma que o lado direito.

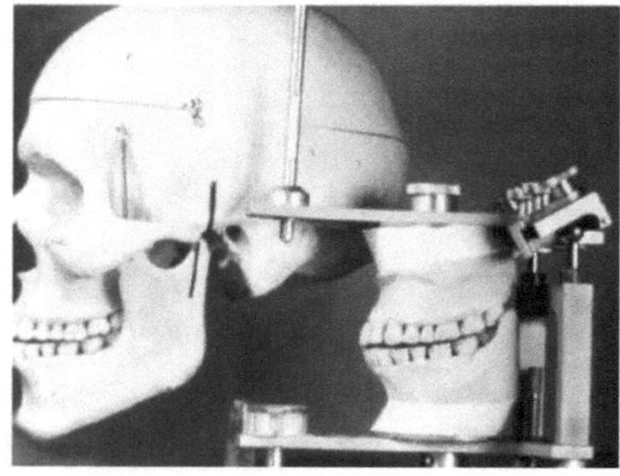

O crânio e os moldes articulados estão ambos em posição de excursão lateral esquerda, mas com a inclinação da eminência definida num ângulo arbitrário ligeiramente menor no articulador do que no crânio. Os segundo e terceiro molares dos moldes estão mais próximos do que os do crânio.

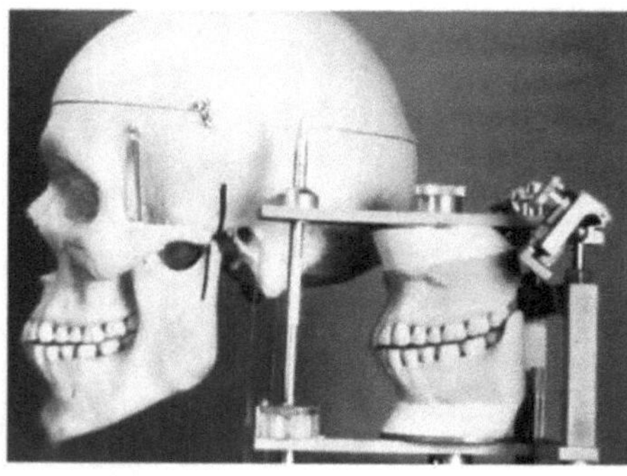

Com o articulador colocado num ângulo ligeiramente maior do que o existente no crânio, esta peça é maior nos moldes do que no crânio.

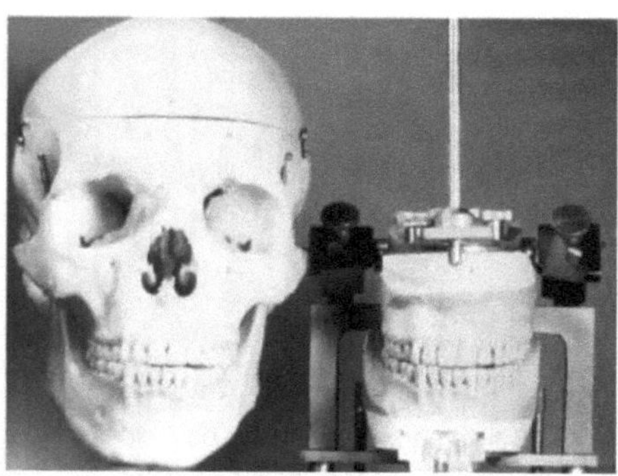

Vista frontal dos moldes articulados e do crânio, comparando os dois quando em excursão lateral esquerda. (As definições do articulador estão correctas, tal como registadas pelas transferências de cera)

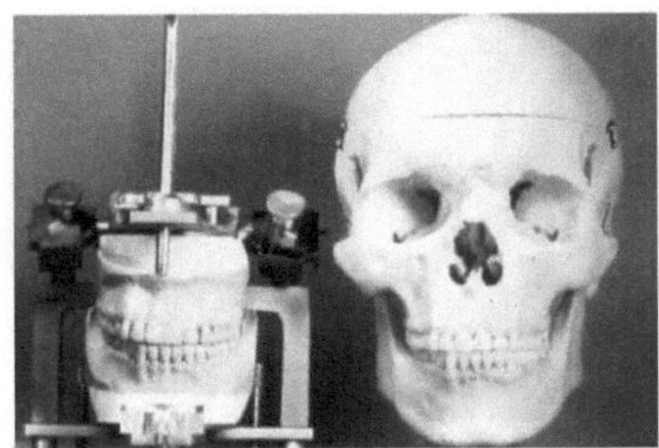

Vista de comparação dos dois em excursão lateral direita.

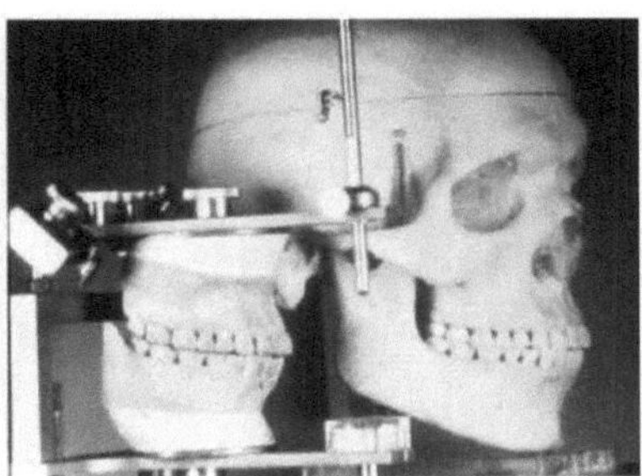

Vista lateral dos dois em excursão lateral parcial.

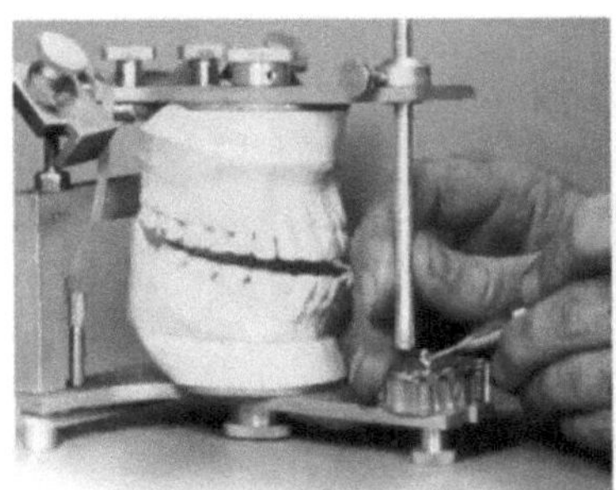

O registo permanente da guia Incisal pode ser obtido cortando o caminho da guia no bloco de plástico da guia Incisal.

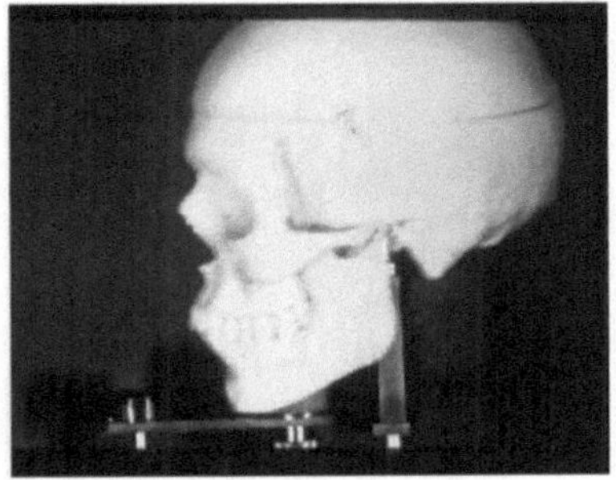

Dupla exposição, sobrepondo o quadro inferior do articulador, na posição correspondente da mandíbula, sobre o crânio.

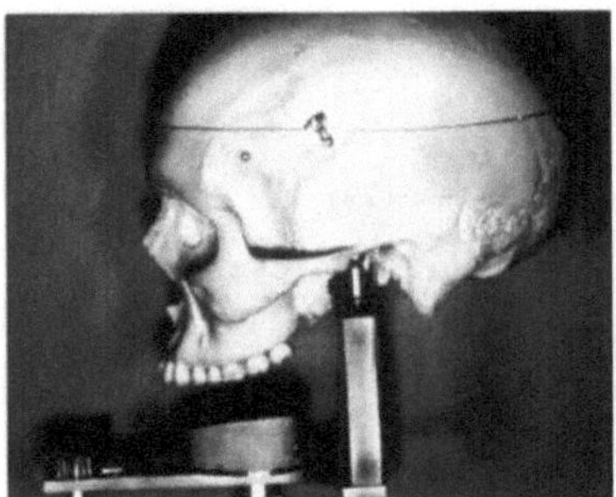

Com a mandíbula removida, o crânio é colocado no lugar no membro inferior do articulador.

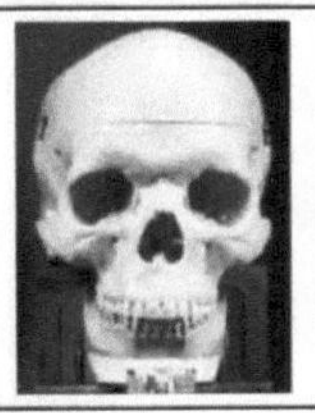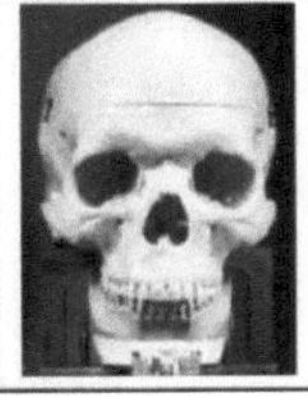

Com os moldes inferiores montados na estrutura do articulador, substitui a mandíbula do crânio.

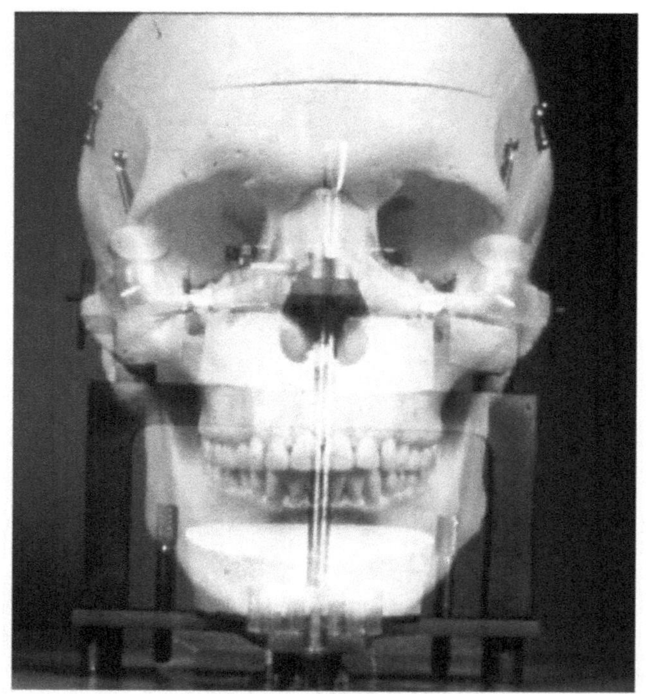

Vista frontal de todo o articulador com a pedra de montagem no lugar,
sobreposta por dupla exposição, sobre o crânio.

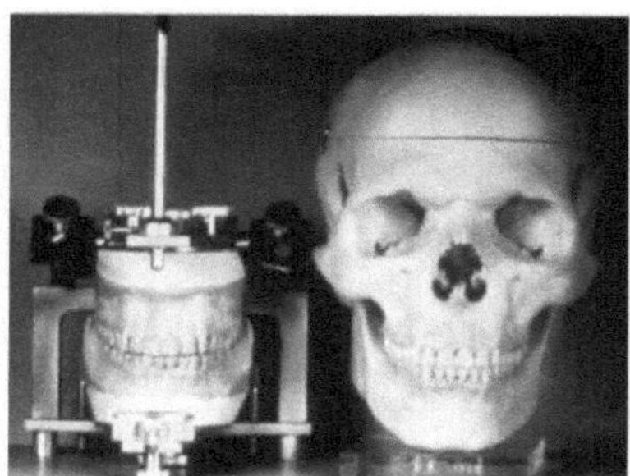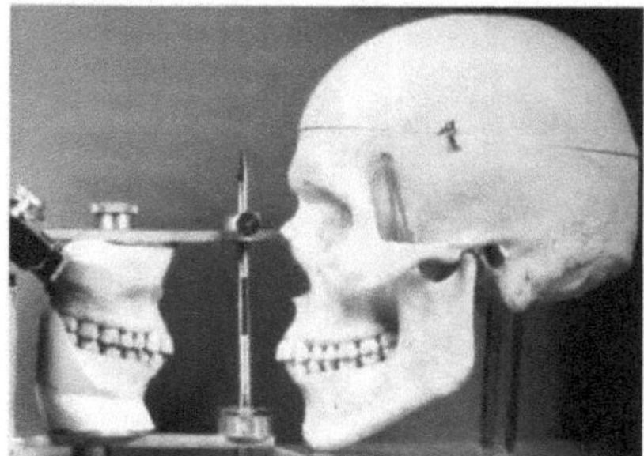

Vistas frontal e lateral do crânio e dos moldes articulados.

CONCLUSÃO:

O conceito de eixo de charneira continua a ser controverso, apesar de anos de estudo. As várias escolas de pensamento sobre a sua existência e localização levam frequentemente a dúvidas quanto à sua aplicação na prática clínica quotidiana.

Vários estudos demonstraram que uma localização arbitrária do eixo da dobradiça é uma alternativa aceitável à sua localização exacta. Com a disponibilidade de arcos faciais de peças auriculares fáceis de utilizar, a localização e transferência do eixo da dobradiça para o articulador é um procedimento fácil e rápido.

A precisão é a chave da prótese dentária e, por isso, é imperativo que as restaurações sejam feitas com a maior exatidão possível. A melhor forma de o conseguir é através da utilização do conceito de eixo de charneira e, por isso, deve ser incorporado na prática clínica de rotina para obter resultados óptimos.

BIBLIOGRAFIA

1. Abdal-Hadi A: O eixo da dobradiça: avaliação dos actuais métodos de determinação arbitrária e proposta de um novo método de registo. 62: 463-467, 1987.

2. Arthur E. Aull : Um estudo do eixo transversal. J. Prosthet. Dent. 13: 469479, 1963.

3. Beard C.C. e Clayton J.A.: Estudos sobre a validade do eixo da dobradiça terminal. J. Prosthet. Dent. 46: 185-191, 1981.

4. Craddock F.W. e Symmons H.F. : Avaliação do arco facial. J. Prosthet. Dent. 2: 633-642, 1952.

5. Don N. Brotman : Eixo da dobradiça: Parte III. Centros de rotação vertical e sagital. J. Prosthet. Dent. 872-876, 1960.

6. Don N. Brotman : Parte III: Centros de rotação vertical e sagital. J. Prosthet. Dent. 11: 871-876, 1960.

7. Don N. Brotman : Eixo da dobradiça Parte II Significado geométrico do eixo transversal. J. Prosthet. Dent. 10: 631-643, 1960.

8. Edwin H. Getz, Marshall S. Getz e Edwin S. Getz: Aplicação de um princípio geométrico para a localização do eixo da charneira mandibular através da utilização de um estilete de registo duplo. 60: 553-559.

9. Edwin R. Thorp, Dale E. Smith e Jack I. Nicholls: Avaliação da utilização de um arco facial na oclusão de próteses completas. 39: 5-14, 1978.

10. Francisco LE Pera: Determinação do eixo da dobradiça. J. Prosthet. Dent. 14: 651-666,

1964.

11. Gabriel R. Zuckerman: A geometria do eixo da dobradiça arbitrária e a sua relação com a oclusão. 48: 725-733, 1982.

12. Gerald N. Graser : Uma avaliação da posição da dobradiça terminal e da posição neuromuscular em pacientes edêntulos. Parte I: Registos maxilomandibulares. 36: 491-500; 1976.

13. Gordon R. Steven : Técnica para registar a localização do eixo de articulação cinemática sem tatuagem. 53: 142, 1985.

14. Goska J.R. e Christensen L.V. : Comparação das posições de fundição utilizando quatro arcos faciais. 59: 42-44, 1988.

15. Gunderson R.B. e Parker M.H. : Uma técnica alternativa para a localização do eixo da dobradiça. 58: 448-450, 1987.

16. Harry C. Lundeen : Registos da relação cêntrica: O efeito da ação muscular. 41: 244-253, 1974.

17. Hillowala R.A. : A articulação temporomandibular. A diginglymus joint. 33: 328-332, 1975.

18. Howard F. Smith : Comparação dos registos empíricos da relação cêntrica com a localização do eixo da dobradiça terminal e do vértice do traçado do arco gótico. 33: 511521, 1975.

19. Jack D. Preston: Uma reavaliação da teoria do eixo horizontal transversal mandibular. J. Prosthet. Dent. 41: 605-612, 1979.

20. James Hart Long: Localização do eixo da dobradiça terminal por meios intra-orais. J. Prosthet Dent. 23: 11-25, 1970.

21. James Hart Long: Localização do terminal. 23: 11-25, 1970.

22. Jean A. Salomon Bernard D. Waysenson e Bernard D. Warshaw : Seguimento por radionuclídeo monitorizado por computador de movimentos mandibulares tridimensionais. Parte II: Configuração experimental e resultados preliminares Diagrama de Posselt. J. Prosthet. Dent. 41: 463-469, 1979.

23. Kengo Torii: Análise dos centros de rotação de vários fechos mandibulares. 61: 285-291, 1989.

24. Lundeen T.F. : Comparação do desvio de Bennett medido no eixo da dobradiça e numa posição arbitrária da dobradiça. 51: 407-409, 1984.

25. Mahmoud Khamis Abdel Razek : Avaliação clínica dos métodos utilizados na localização do eixo da charneira mandibular. J. Prosthet. Dent. 46: 369-373, 1981.

26. Margaret Yanus, Israel M. Finger e Roger Weinberg : Comparação de um dispositivo de montagem universal com um arco facial. 49: 623-627, 1983.

27. Mathew J. Jackson : A reprodutibilidade dos traçados pantográficos em indivíduos medicados e não medicados. 41: 566-575, 1979.

28. Michael Myers, Robert Dziejma, Joel Goldberg, Robert Ross e John Sharry: Relação entre o ápice da arcada gótica e a relação cêntrica assistida por dentista. 44: 78-81, 1980.

29. Michel Dabadie : Localização do eixo da charneira e inclinação do trajeto condilar no tratamento do paciente edêntulo. 79-84, 1989.

30. Noel D. Wilkie: O ponto de referência anterior. J. Prosthet. Dent. 41: 488496, 1979.

31. Palik F. Joyce, Nelson R. Donald e White T. James : Accuracy of an earpiece face-bow. 53: 800-804, 1985.

32. Rebert P. Renner e Virfil M.S. Lau: Localização do eixo da dobradiça e transferência face-bow para pacientes edêntulos. J. Prosthet. Dent. 35: 352-356, 1976.

33. Robert G. Schallhorn : Um estudo do centro arbitrário e do centro de rotação cinemático para suportes de arco facial. J. Prosthet. Dent. 7: 162-169, 1957.

34. Schulte Kjohn, Rooney J. Dennis e Erdman Garthur: O procedimento de transferência do eixo da dobradiça: Uma análise de erro tridimensional. 51: 247-251, 1984.

35. Simpson J.W., Hesby R.A., Pfeifer D.L. e Pelleu G.B. : Localizações arbitrárias do eixo da dobradiça mandibular. 51: 819-822, 1984.

36. Steven R. Gardon, Warren M. Stoffer e Samuel A.Connor: Localização do eixo da dobradiça terminal e seu efeito na posição da cúspide do segundo molar. J. Prosthet. Dent. 52: 99-105, 1984.

37. Strohaver A. Robert e Ryan R. James : New face-bow simplifies routine use and dental laboratory cooperation. 60: 638-641, 1988.

38. Sumiya Hobo: Uma investigação cinemática do movimento do bordo mandibular através de um sistema de medição eletrónico. Parte III: Centro rotacional do movimento lateral. 52: 66-72, 1984.

39. Thomas E.J. Shanahan e Alexander Leff: Movimentos da mandíbula e do articulador. Parte II: Ilusão de traçados mandibulares. J. Prosthet. Dent. 12: 82-85, 1962.

40. Thomas E.J. Shanahan e Alexander Leff: Movimentos da mandíbula e do articulador. Parte III: O dilema do eixo mandibular. J. Prosthet. Dent. 12: 292-297, 1962.

41. Thure Brandrup-Wongnsen : O arco facial. O seu significado e aplicações. J. Prosthet. Dent. 3: 619-629, 1953.

42. Ulf Posselt: Movimento da dobradiça terminal da mandíbula. J. Prosthet. Dent. 7: 787-797, 1957.

43. Ulf Posselt: Áreas de movimento da mandíbula. J. Prosthet. Dent. 7: 375-385, 1957.

44. Vincent R. Trapozzano e John B. Lazzari: A fisiologia da posição rotacional terminal dos côndilos na articulação temporomandibular. J. Prosthet. Dent. 17: 122-133, 1967.

45. Vincent R. Trapozzano: Uma análise dos conceitos actuais de oclusão. J. Prosthet. Dent. 5: 764-782, 1955.

46. Walker : Discrepâncias entre o eixo de articulação arbitrário e o verdadeiro. 43: 279-285, 1980.

47. Warden H. Noble: Posição anteroposterior do "Myo-monitor centric". 33: 398-402, 1975.

48. Wienberg A. Lawrence: O eixo transversal da dobradiça : Real ou imaginário. J. Prosthet. Dent. 9: 775-787, 1959.

49. William H. Roedema, John G. Knapp, Judson Spencer e Michael K. Dever: Representação gráfica computadorizada dos movimentos mandibulares em três dimensões. Parte I - O plano horizontal. 36: 378-383, 1978.

50. Winstanley R.B.: Localização do eixo da dobradiça no articulador. J. Prosthet. Dent. 42:

135-144, 1979.

51. Fundamentos de oclusão e distúrbios temporomandibulares. Jeffrey P. Okeson, The C.V. Mosby Company.